LES

BLESSURES

PAR LE

HARNACHEMENT

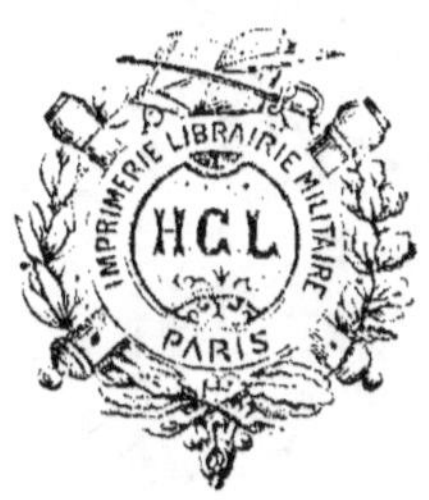

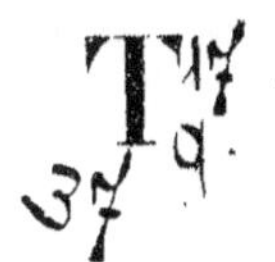

PARIS

HENRI CHARLES-LAVAUZELLE

Éditeur militaire

10, Rue Danton, Boulevard Saint-Germain, 118

(MÊME MAISON A LIMOGES)

LES
BLESSURES PAR LE HARNACHEMENT

LES

BLESSURES

PAR LE

HARNACHEMENT

La marche est le moyen qui conduit à tous les buts qu'on se propose à la guerre.

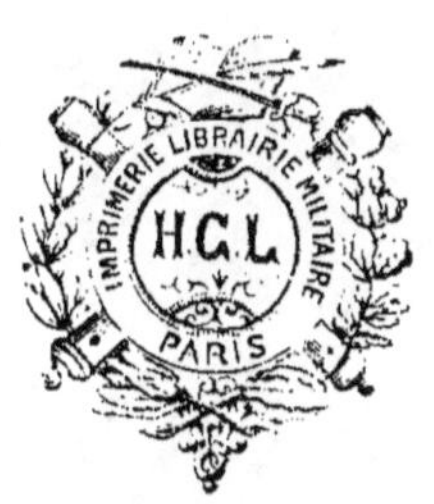

PARIS

Henri CHARLES-LAVAUZELLE

Éditeur militaire

10, Rue Danton, Boulevard Saint-Germain, 118

(MÊME MAISON A LIMOGES)

AVANT-PROPOS

« Une troupe de cavalerie bien conduite, dont les chevaux sont en bon état d'entraînement, peut parcourir aisément, en terrain peu accidenté et sur de bonnes routes, de *cinquante à soixante* kilomètres par vingt-quatre heures à la vitesse moyenne de *neuf à dix* kilomètres par heure de marche, les alternances du pas et du trot pouvant atteindre la proportion d'un quart au pas et trois quarts au trot.

» Tout officier de cavalerie doit pouvoir franchir ainsi, avec sa troupe, 200 à 300 kilomètres, et la conduire à l'ennemi pleine de force et de vigueur. (Instruction pratique, art. 36.)

Le Règlement d'exercices n'est pas moins affirmatif lorsqu'il dit, dans les « Bases de l'instruction » :

» Un cheval de cavalerie, quelle que soit la subdivision de l'arme à laquelle il appartient, doit être facilement amené à pouvoir parcourir, sur un bon terrain, et sans souffler, 10 kilomètres au trot et 6 kilomètres au galop. »

Ces lignes résument le but à atteindre et la base sur laquelle doit s'édifier la progression du travail quotidien; elles précisent la limite de dépense de forces qu'on ne saurait dépasser sans danger, prouvent la possibilité de remplir les rôles multiples imposés à la cavalerie par la tactique moderne en exploitant, au mieux des intérêts des autres armes, son principal mode d'action : le *mouvement*.

Mais, pour conserver cette mobilité dans les circonstances aussi multiples que variées d'une campagne, pour pouvoir opérer efficacement sur tous les terrains, il faut à la cavalerie une organisation, un dressage, un armement, des procédés de manœuvres, un outillage appropriés. Ces conditions remplies, elle sera encore inférieure à son rôle. Elle pourra même se trouver dans l'impossibilité de le remplir, chaque fois qu'on lui demandera un service exagéré ; que son emploi ne sera pas conforme aux grands principes de la guerre ; chaque fois enfin que ses cadres ne sauront pas, malgré les circonstances les plus défavorables, *maintenir ses effectifs*.

Par son essence même, cette arme, dont chaque cavalier doit s'efforcer de réaliser *le Centaure* de la fable, est d'une reconstitution presque impossible. Comme, d'autre part, elle est indispensable, le maintien de ses effectifs est une nécessité de premier ordre. On ne saurait donc apporter des soins trop minutieux à leur conservation.

Parmi les causes nombreuses qui peuvent faire fondre rapidement les effectifs de la cavalerie, il convient de mettre en première ligne les *blessures par le harnachement*. Leur fréquence, la multiplicité des causes qui les provoquent, la gravité de leurs conséquences, l'insuccès des moyens généralement mis en œuvre pour les empêcher, m'ont amené à étudier, d'une façon toute spéciale, cette plaie de la cavalerie, afin d'essayer d'y porter remède. Les pages qui vont suivre ont pour but d'exposer le résultat de cette étude, faite aussi consciencieusement que possible, et qui résume le fruit de vingt années d'expériences et d'observations personnelles sur toutes les races de chevaux utilisées par la cavalerie française. J'y envisagerai successivement :

A) Les différentes blessures ;

B) Les causes de ces blessures ;

C) Les palliatifs essayés jusqu'ici pour en diminuer le nombre ;

D) Les moyens préventifs à employer ;

E) Les moyens curatifs qui semblent les plus efficaces :

F) La conclusion logique à en tirer.

LES

BLESSURES PAR LE HARNACHEMENT

A) **Nomenclature des différentes blessures.**

Les blessures causées par le harnachement comprennent :

1° L'échauboulure ;

2° Les boursouflures de la peau ou œdème simple ;

3° Les excoriations ;

4° Les plaies plus ou moins larges et profondes ;

5° Les abcès et les phlegmons ;

6° Les cors.

La gravité de ces blessures est fort différente suivant leur nature et la place qu'elles occupent. Alors que les abcès et les phlegmons, qui se manifestent le plus généralement au garrot, au rognon et sur l'épine dorsale, rendent toujours le cheval indisponible pour un temps plus ou moins long et réclament les soins du vétérinaire, les autres blessures, qui affectent le dos, les côtes, les flancs, les épaules et le passage des sangles, ne l'immobilisent que très rarement et guérissent même la plupart du temps sous la selle lorsqu'elles sont soignées à temps et avec intelligence.

Quelle qu'en soit la nature, elles sont toujours produites par une compression exagérée, un martellement ou un frottement prolongé. Il convient d'y ajouter les piqûres d'insectes assez fréquentes au bivouac et pendant les chaleurs, bien que le harnachement y soit étranger, car ces piqûres provoquent presque toujours un léger gonflement ou une induration localisée que le contact de la selle aggrave plus ou moins si on n'y prend garde à temps.

B) Causes des blessures.

Les blessures par le harnachement proviennent de causes multiples qu'on peut classer en *douze* catégories, savoir :

1° *Celles imputables au modèle de selle en service;*

2° *Celles inhérentes au manque d'entretien ou de propreté :*

a) Bandes ou arcades cassées;

b) Affaissement du siège de la selle;

c) Mauvais état de la matelassure (durcissement de l'enveloppe, répartition défectueuse du rembourrage, points d'arrêt trop saillants, fontaines mal faites);

d) Modifications trop récentes à la matelassure;

e) Irritations du dos par l'étrille; mauvaise exécution du pansage;

f) Accumulation de crasse ou agglutination des poils par la sueur ou l'urine;

g) Corps étrangers (pailles, petits cailloux, etc.) restés sur le dos du cheval au moment du seller;

h) Couverture ou sangle mouillée de sueur ou de pluie, maculée de boue ou d'urine, durcie soit par le froid, soit pour avoir séché trop vite au soleil, sans être assouplie par un bon foulonnage et un battage sérieux.

3° *Celles causées par le paquetage,* qui peut être mal fait, mal équilibré, mal fixé, mal réparti ou trop lourd pour l'animal chargé de le porter;

4° *Manque d'entraînement du dos,* qui n'a pas été logiquement préparé à porter le poids et à subir les pressions de la selle paquetée; passage des sangles mal dessiné;

5° *Celles provenant du manque d'hygiène :*

a) Desseller tardif ;

b) Le dos n'est pas bien soigné au desseller, ce qui amène un refroidissement des parties du corps du cheval en contact avec la selle ;

c) Insuffisance de nourriture.

6° *Heure fixée pour le repas du matin* (officiers et troupe) : les distributions, les visites, la prise des avant-postes, etc. Installation et conduite du train régimentaire ;

7° *Inobservation des prescriptions réglementaires :*

a) Rassemblement ;

b) Changements d'allures, alternance, régularité, cadence des allures ;

c) Articulation des colonnes ;

d) Police des marches, nombre et durée des haltes ;

e) Choix des terrains ;

f) Service dans les postes de correspondance ;

g) Choix des jalonneurs ;

8° *Causes imputables au cavalier :*

a) Position défectueuse à cheval ;

b) Trotter toujours sur le même diagonal, galoper sur le même pied ;

c) Manière de seller et de desseller en selle paquetée ;

d) Manière de monter à cheval ou d'en descendre ;

e) Arrêts pendant les marches ; façon de rejoindre son peloton ;

f) Couvertures mal placées, mal pliées, mal réparées, sales, à l'écurie ou sous la selle ;

g) Manque de précaution avec les chevaux tondus ;

h) Sellage hâtif, sellage de nuit ;

i) Crins mal faits au garrot ;

k) Promenades en couverture ;

9° *Causes provenant du tempérament du cheval, de son manque de dressage, de sa conformation :*

a) Chevaux nerveux s'assimilant mal la nourriture, fatigués, usés;

b) Allures défectueuses, irrégulières, défenses et luttes contre le cavalier;

c) Dos ensellés, plongés; prédominance de l'avant ou de l'arrière-main, etc.;

10° *Circonstances atmosphériques :*

a) Gelées, neiges, verglas;

b) Température très chaude, orageuse;

11° *Nature du sol sur lequel les chevaux travaillent:*

12° *Cors et anciennes blessures, traces de vésicatoires.*

Dans la classification qui précède, il est facile de voir qu'on peut encore répartir les causes de blessures en *trois* grandes catégories :

1° *Celles qu'il faut subir telles quelles;*

2° *Celles qu'on peut atténuer;*

3° *Celles qu'il est possible de supprimer.*

La première catégorie comprendra celles imputables au modèle de selle en service, au poids et la répartition défectueuse de la charge, aux circonstances atmosphériques, à la nature du sol et, dans certains cas, aux allures et formations de marche lorsque la présence ou la proximité de l'ennemi les imposeront dans de mauvaises conditions.

La deuxième, celles qui proviennent du tempérament du cheval, de son degré de dressage, de fatigue ou d'usure, de cicatrices.

La troisième enfin se compose de toutes les autres causes indiquées.

C) Palliatifs employés jusqu'ici pour diminuer le nombre des blessures ou en atténuer les effets.

Justement émus du nombre considérable des blessures causées par le harnachement, beaucoup d'officiers se sont ingéniés pour essayer de les diminuer ou d'en atténuer la gravité. Parmi les principaux moyens employés, citons :

La serviette en toile interposée entre le dos du cheval et la couverture. Ce moyen, qui réussit avec les chevaux se sellant bien, occasionne au contraire des blessures avec les chevaux qu'il faut resseller fréquemment et qui sont précisément ceux offrant le plus de chances de blessures;

La toile cirée cousue sur une face de la couverture. Donne de bons résultats, à condition d'occuper toute l'étendue du quart de la couverture en contact avec le cheval. Ce moyen, fort coûteux, ne peut être généralisé;

Les sacs-allonges confectionnés avec de la toile de sacs à distribution, bourrés de paille ou de foin et fixés à la bande. Ce procédé donne de très bons résultats, surtout si on emploie le crin végétal, bien supérieur au foin et sur- tout à la paille. Il permet de pratiquer des fontaines plus commodément que dans les panneaux rembourrés de la selle 1874. Son emploi est à généraliser;

Les fontaines dans le panneau ordinaire. Elles sont plus dangereuses qu'utiles. On ne peut, la plupart du temps, leur donner une dimension suffisante, et le moindre glisse- ment de la selle amène le bord de la fontaine en contact avec la plaie ou le gonflement, dont il augmente la gra- vité;

Le tapis de paille interposé entre la bande et la couver- ture. Ce moyen est excellent, pourvu que la confection en soit irréprochable. On doit cependant lui reprocher de nécessiter de fréquents arrêts pour resseller les chevaux. Il a fourni de très bons résultats, mais donne à la troupe un air négligé. En outre, il se détériore très vite si on n'en prend grand soin. Pour toutes ces raisons il vaut mieux, selon nous, le sac-allonge.

Quelques officiers ont essayé la suppression de la couverture ou son pliage particulier pour surélever la selle.

Le premier procédé doit être une exception, car la garniture de la bande (si elle n'est pas en cuir) se salit très vite et on est forcé de la laisser crasseuse, sous peine d'altérer la matelassure par l'humidité.

Dans le second procédé, une partie seulement de la bande se salit, mais la couverture, s'arrêtant juste sous le milieu de la selle, occasionne une blessure plus grave que celle qu'on voulait éviter.

b) **Moyens préventifs.**

Je vais reprendre chacune des causes de blessures énoncées ci-dessus en indiquant les moyens propres à les supprimer ou à les atténuer comme nombre et gravité.

1° *Blessures imputables au modèle de selle en service.* — Il est indiscutable que le modèle de selle employé a une influence considérable sur la quantité et l'importance des blessures. Pour réduire au minimum cette influence, une selle de troupe doit remplir certaines conditions parfaitement définies. Mais leur examen nécessiterait une étude approfondie des harnachements en général et de celui actuel en particulier. Outre qu'elle nous entraînerait trop loin, cette étude sortirait absolument de notre cadre. Du reste, nous ne pourrions que constater ce que tout le monde sait à l'heure actuelle, à savoir que le harnachement modèle 1874 ne remplit aucune des conditions exigées. Son remplacement s'impose donc à très brève échéance, car il occasionne, à lui seul, plus de blessures que toutes les autres causes réunies.

2° *Blessures provenant du manque d'entretien et de pro-

preté. — *a*) Les bandes et les arcades se brisent lorsque la selle est projetée violemment sur le sol, soit quand le cheval culbute à une allure vive, tombe sur le flanc, fait panache à un obstacle, ce qui arrive assez rarement et n'est la faute de personne, tire au renard, se renverse ou se défend au sellage, ce qui dénote un manque de précautions de la part du cavalier ou l'insuffisance de dressage du cheval; soit pendant le transport, quand l'homme, ayant mal assujetti la ou les selles qu'il porte, les laisse tomber sur des escaliers garnis de bandes de fer ou sur le pavé des écuries, ce qui est quotidien; soit, enfin, pendant les manipulations dans une sellerie mal organisée ou mal surveillée.

Des théories appropriées, la surveillance incessante des gradés, la rectification des porte-selles, leur répartition pratique, leur nombre suffisant pour éviter de superposer deux selles sur le même support, supprimeront les neuf dixièmes des fractures de bandes et d'arcades. L'adoption d'une bande en tôle d'acier les supprimerait complètement et n'aurait qu' des avantages.

Les chefs de peloton feront toujours démonter le jour même toute selle ayant fait une chute, pour vérifier les bandes et les arcades. Ils examineront, en outre, fréquemment, les arçons, qui seront mis à découvert à chaque revue de harnachement, et n'attendront pas qu'une blessure vienne leur signaler la déformation ou la rupture d'un de ses organes essentiels.

b) L'affaissement du siège, plus fréquent qu'on ne le croit généralement dans les harnachements qui ont un certain usage, fait reposer le poids du corps du cavalier directement sur l'épine dorsale et y provoque des tumeurs graves, toujours fort longues à guérir. Il suffit, pour les éviter, de faire retendre les sièges ainsi affaissés en temps utile ou de les remplacer, si leur usure l'exige.

c) La pression prolongée subie par les matelassures, la

qualité souvent inférieure du crin qui les compose, sa mauvaise répartition leur enlèvent rapidement toute souplesse. Au lieu de former entre la bande et le dos du cheval un intermédiaire élastique, épousant toutes ses ondulations, amortissant les chocs et répartissant également la pression, la matelassure ainsi atrophiée n'est plus qu'un danger permanent que l'enveloppe, durcie par la sueur ou sillonnée par des points d'arrêt trop saillants, ne fait qu'augmenter. Une surveillance constante, une propreté minutieuse, un battage fréquent, suffisent pour conserver au rembourrage toutes ses qualités, s'il est bien établi et recouvert d'une substance appropriée au but à atteindre.

La mauvaise répartition du crin provient soit d'une confection défectueuse de la matelassure, soit de fontaines mal faites, soit de la forme des porte-selles, qui, au lieu de présenter une section triangulaire, affectent souvent une forme arrondie à leur partie supérieure. Ces derniers sont, en général, d'anciens porte-harnais. On les rend inoffensifs en les complétant par deux planches clouées à angle droit et fixées par-dessus, ce qui leur donne la forme triangulaire.

Le modèle de porte-selles rêvé serait évidemment celui en usage dans les selleries civiles et chez la plupart des officiers. Ils affectent la forme du dos du cheval, sont en tôle émaillée et se fixent aisément partout. Mais leur prix de revient est trop élevé pour que les selleries militaires puissent l'adopter. C'est du reste fort regrettable, car les selles reposent sur une surface très large et parfaitement appropriée qui rend toute chute ou déformation impossible.

La mauvaise direction des bandes (trop verticales) contribue, par-dessus tout, au refoulement de la matelassure vers le siège. On peut y remédier par l'adjonction d'une bande de feutre amincie en forme de prisme. On parvient

ainsi à rendre la bande plus horizontale et par suite à lui
donner la direction voulue pour augmenter la surface
d'appui, beaucoup trop exiguë dans le harnachement mo
dèle 1874 puisqu'elle se limite à quelques centimètres
carrés au centre de la bande; ce qui fait que l'ensemble
du harnachement ballotte en permanence d'avant en ar
rière et de droite à gauche. On se figure aisément les conséquences que cette disposition entraine.

Nota. — Les inconvénients signalés dans les trois alinéas
qui précèdent (a. b. c) seront fortement atténués si les
revues de harnachement sont passées convenablement. La
propreté, qui en paraît actuellement le seul but pour beau
coup d'officiers, n'est qu'accessoire. Le principe à admettre,
c'est que les harnachements doivent toujours être propres,
et les inspections quotidiennes qui précédent tout travail
suffisent largement à ce point de vue.

En prescrivant une revue de harnachement de son esca
dron, le capitaine commandant veut simplement donner à
ses officiers la possibilité d'examiner les selles à fond et
s'assurer lui-même de leur état général. En visant surtout
la propreté, les cavaliers s'imaginent bien vite que les harnachements ne doivent être propres que les jours de revue
et les négligent le reste du temps.

d) *La matelassure a pour but de corriger l'imperfection des
bandes.* — « La selle du modèle 1874 modifié ne comporte
qu'une pointure par subdivision d'arme. Son ajustage a
lieu au moyen de la matelassure..... On doit éviter de
partir aux grandes manœuvres ou de procéder à un dépla
cement de quelque durée avec des selles fraîchement rem-
bourrées. » (Prescriptions ministérielles, 1896.

Une matelassure bien comprise doit se confectionner en
trois fois. En ajustant le harnachement, on l'établit avec
le minimum de crin nécessaire pour qu'elle épouse absolument la forme du dos. Au bout d'une quinzaine de jours,
un premier tassement indique au sellier les endroits où le

crin est insuffisant. La matelassure est alors remaniée en conséquence.

Après une nouvelle période qu'on peut évaluer à un mois environ, le dos du cheval s'est complétement moulé sur la matelassure. On détermine alors le rembourrage définitif en ajoutant le crin nécessaire, qu'on répartit d'une façon uniforme sur toute la surface en contact avec la bande, en ayant bien soin de ne pas déformer celle qui porte sur le dos du cheval.

Pendant cette période d'ajustage, qui doit se renouveler annuellement à la rentrée des manœuvres, parce que les chevaux sont alors à leur point le plus bas de condition, ceux-ci doivent être sellés sans couverture. C'est pour permettre ce procédé indispensable que les panneaux doivent être garnis de cuir et non de toile soi-disant imperméable. Le premier type de la selle 1874 avait ses panneaux recouverts de vache.

Le feutre interposé entre cette couverture et la bande ne valait rien et se durcissait énormément. Au lieu de modifier simplement l'intermédiaire et de le remplacer par du crin, on a tout changé. Mais il faudra, bon gré mal gré, y revenir à cette garniture en vache que tout le monde adopte maintenant pour les selles anglaises, car c'est la vraie et la seule pratique. Ce sont ces tassements successifs indispensables qui rendent si dangereux les rembourrages *in extremis* qu'on faisait pratiquer dans beaucoup de régiments à la veille de partir aux manœuvres, et que la circulaire ministérielle citée plus haut a proscrits avec juste raison.

c) Presque partout, dans l'armée, l'emploi de l'étrille est illogique et exagéré. Le Règlement sur le service intérieur est cependant très explicite ; il s'exprime ainsi : « *Par exception* et si le cheval a le poil un peu fort, le cavalier se sert de l'étrille. » (Art. 361, Pansage.)

Il est vrai qu'en détaillant la façon dont cet instrument

doit être utilisé, la phrase réglementaire ne met pas suffisamment en garde contre les dangers de l'étrille. La voici du reste dans son intégralité.

« Prenant l'étrille dans la main droite, le cavalier la passe *légèrement* à rebrousse-poil sur toutes les parties charnues en commençant par la croupe, et étrillant le côté droit d'abord, le côté gauche ensuite. »

Quel est le but de l'étrille? Aller jusqu'au fond du poil, dit-on généralement, pour y détacher la crasse et la faire remonter à la surface, où la brosse en crin et le torchon achèvent de l'éliminer.

Le vicomte de Chézelles ajoute, dans son livre *l'Homme de cheval*, «... et provoquer une petite irritation de la peau dont elle facilite beaucoup les fonctions; elle procure à l'animal une sensation agréable, qu'il recherche de lui-même en liberté; quand le cheval est à l'herbage, il se frotte et se gratte de lui-même pour se faire un pansage naturel ».

Ce but est-il atteint et l'étrille donne-t-elle vraiment les résultats indiqués ci-dessus? Je réponds *non* sans hésiter, et je justifie mon dire.

Je ne vais tout d'abord envisager que le cheval présentant un *poil fort* puisque le Règlement n'admet l'étrille que pour ce dernier, et encore sur certaines parties, puisque « la tête, le bord inférieur de l'encolure, la base de la queue, les hanches, l'épine dorsale, le fourreau, les mamelles, la face interne des cuisses et des avant-bras, les parties inférieures des membres ne doivent *jamais* être touchées par l'étrille ». (Service intérieur.)

Il reste donc l'encolure, le dos, le rein, la croupe, l'épaule, les côtes, le ventre, la cuisse et la fesse.

Sur un animal de la catégorie choisie, l'étrille passée *légèrement* n'ira jamais au fond du poil et par suite sera inutile. Et, si on accentue son action pour atteindre la base des poils, on provoquera de *l'érythème* (simple irritation ou congestion de la peau) qui, suivant l'époque ou le travail du cheval, deviendra bien vite de l'*ecthyma* (éruption pustuleuse, généralement localisée à la place occupée par la selle et produite par la sueur sur une peau déjà irritée et plus ou moins congestionnée). Voilà le véritable effet de l'étrille sur la peau, et, si les conséquences n'en sont pas immédiatement dangereuses sur les parties charnues du corps du cheval autres que l'emplacement de la selle, pour cette dernière le péril est constant et le résultat final, *la blessure*, plus ou moins rapide, plus ou moins grave.

Que de dos partis, surtout parmi les chevaux de 6 à 7 ans et dont la mauvaise qualité apparente n'avait d'autre cause que cette altération aussi sournoise que certaine de la peau par l'étrille! Naturellement, les ravages sont d'autant plus grands et plus rapides que l'animal a le poil plus soyeux et la peau plus fine. Car, en dépit des prescriptions réglementaires, presque tous les chevaux de l'armée continuent à être raclés consciencieusement deux fois par jour, et pendant des heures, avec cet instrument de supplice.

Quant à la sensation agréable que l'étrille procure au cheval, d'après M. de Chézelles, je l'ai toujours vue se manifester par des trépignements, des bonds de côté, des ruades plus ou moins accentuées. Certains animaux, plus nerveux que les autres, seraient même devenus inabordables sans sa suppression absolue.

Enfin les chevaux qui se grattent d'eux mêmes dans les herbages obéissent bien plus au désir de faire cesser une démangeaison momentanée qu'à l'idée préconçue de se procurer une sensation agréable. Le fait s'explique en outre par l'absence absolue de pansage -- ce que je suis loin de préconiser.

Certes, loin de moi la pensée de mettre en doute la valeur du livre de M. de Chézelles, qui est lui-même un homme de cheval consommé. J'estime, au contraire, que cet ouvrage devrait être familier à tous les gradés des troupes à cheval. Mais je ne puis, sans protester, laisser attribuer à l'étrille un rôle efficace, alors que de nombreuses expériences et une pratique journalière m'ont prouvé ses effets pernicieux.

Elle joue sur la peau du cheval le rôle néfaste du peigne fin sur le cuir chevelu de l'homme, et n'a d'utilité que pour débarrasser la brosse en crin ou le bouchon en chiendent de la crasse qui les souille; c'est donc à ce dernier usage qu'on doit limiter son emploi.

Si la brosse est insuffisante, *le bouchon de foin,* humecté d'eau dans laquelle on fait dissoudre des cristaux de soude ou un peu de savon noir, nettoiera mieux et plus vite la peau la plus souillée que toutes les étrilles du monde, sans en présenter les inconvénients. La mousse de savon noir, d'un emploi assez délicat, sera même avantageusement remplacée d'une façon générale par les cristaux de soude qui coûtent moins cher et nettoient tout aussi bien.

« Par les frictions, les massages qu'il comporte, le pansage repose les muscles, stimule la circulation dans leur trame et ranime l'énergie. »

Il est évident que ce but ne peut être atteint qu'autant que l'exécution du pansage est bonne, rapide et que le moment choisi pour l'effectuer est favorable.

Voyons si ces conditions peuvent être remplies.

« Le pansage a lieu une fois par jour, *autant que possible* après le travail à cheval..... » Et plus loin : Le pansage doit être exécuté avec une grande activité. » (Service intérieur, art. 361.)

La sagesse de ces prescriptions saute aux yeux. On conçoit facilement que le repos sera plus complet, le délassement plus immédiat, les chances de refroidissement supprimées, que les fonctions cutanées reprendront plus vite leur cours normal si le cheval est pansé à la rentrée du travail. Cette opération sera du reste facilitée à ce moment par l'état de moiteur de la peau.

En lui faisant attendre, souvent plusieurs heures, ces soins indispensables, les poils collés par la sueur, la poussière ou la boue, les organes et les membres engourdis par la fatigue, on n'observe pas le règlement, qui est formel, on compromet son développement si c'est un jeune cheval, on ruine souvent sa santé si c'est un cheval en service. Dans tous les cas et quel que soit l'animal envisagé, on augmente en pure perte une fatigue souvent considérable. Enfin, on laisse supposer aux cavaliers que leur cheval peut attendre sans inconvénient ce pansage qu'il faudrait, au contraire, les habituer à considérer comme le premier acte à accomplir dès qu'ils mettent pied à terre, par une pratique journalière observée scrupuleusement et modifiée seulement dans des cas tout à fait exceptionnels.

Combien de boiteries à siège inconnu qui sont simplement rhumatismales! Combien de pneumonies, de pleurésies, de coliques graves n'ont pas d'autre cause que cette hérésie hippique qui se double d'un acte d'indiscipline!

A quoi donc attribuer cette façon de procéder encore si répandue et que ceux qui la tolèrent ou l'ordonnent se gardent bien d'appliquer à eux-mêmes? Tout simplement à cette sainte routine qui, de temps immémorial, a accouplé, on ne sait pourquoi, le pansage et le repas des chevaux. Comme si la toilette devait forcément précéder immédiatement le repas!

Tout homme soucieux de sa santé se nettoie quand il est sale, combat les dangers de la sueur par l'hydrothérapie, les massages, l'échange de vêtements, sans que ses repas suivent forcément ses ablutions. Il s'est contenté, une fois pour toutes, de les fixer aux heures les plus compatibles avec ses occupations et de ne les modifier qu'exceptionnellement, utilisant ainsi les données de la physiologie, qui enseigne que la nourriture profite davantage lorsqu'elle est prise à heures fixes.

Faisons donc pour les chevaux de l'État ce que nous faisons pour nous-mêmes, avec d'autant plus de soin qu'en agissant ainsi nous conservons intact, nous augmentons même ce réservoir de forces vives dont l'entretien nous est confié.

D'où cette règle qui ne sera modifiée que dans des cas tout à fait exceptionnels :

Le pansage se fait toujours à la rentrée du travail à cheval.

Les repas sont donnés à heures fixes. (Service intérieur. art. 355.)

Quant à l'exécution du pansage, l'article 361 du Service intérieur, dont j'ai déjà cité quelques extraits, fournit des indications exactes. sauf pour l'emploi de la brosse en crin. En outre, ses prescriptions ne précisent pas suffisamment le tour de main spécial et indispensable avec lequel le bouchon en chiendent, la brosse et le torchon doivent être maniés pour opérer un nettoyage complet et produire le massage qui constituent tout pansage bien fait.

Enfin, il est muet sur le bouchon de foin, dont les services sont cependant quotidiens et inappréciables « après chaque coup de brosse donné d'abord à *rebrousse poil* puis dans le sens du poil..... » (Service intérieur, art. 361.)

Or voici ce que j'ai constaté :

En rebroussant d'abord le poil pour le rabattre ensuite. le cavalier met beaucoup plus de force pour la première opération que dans la seconde, sous prétexte de mieux enlever la crasse. On lui prescrit même généralement d'agir ainsi. De plus la position qu'il prend par rapport à l'animal qu'il panse, la distance à laquelle il maintient son étrille, la façon dont il nettoie sa brosse, n'ont. neuf fois sur dix, d'autre résultat que de changer la poussière de place sur le corps du cheval et de faire absorber le peu qui s'échappe aux voies respiratoires de l'homme.

Cette façon d'agir, outre qu'elle n'aboutit à rien au point de vue de la propreté, a le grave inconvénient de changer la direction primitive des poils qu'elle groupe en épis et rapproche plus ou moins de la verticale précisément sur les parties où repose la selle, la déclivité des autres parties du corps équilibrant l'intensité du coup de brosse dans les deux sens. Je pourrais ajouter que l'animal pansé de la sorte n'a et ne peut jamais avoir beau poil. C'est, du reste, ce qui explique l'aspect peu brillant de la plupart de nos chevaux de troupe qu'on frotte cependant trois ou quatre heures par jour, alors que dans une écurie bien stylée les chevaux sont parfaitement tenus et n'ont que vingt à trente minutes de pansage.

Mais je laisse cette question d'œil de côté pour me limiter au but spécial de cette étude, et je condamne le procédé comme facilitant l'agglutination des poils par la sueur et prédisposant à des blessures, alors que le travail fourni devrait, au contraire, concourir à les empêcher.

Bouchon en chiendent, brosse, torchon et bouchon de foin doivent être maniés de la même manière, c'est-à-dire TOUJOURS DANS LE SENS DU POIL, en partant de la tête pour gagner la croupe par petits coups frappés en deux temps. Le premier temps donné verticalement fouille le poil jusqu'à la peau ; le deuxième, par une torsion de poignet, ramène la poussière à la surface et la projette en avant.

Quel qu'il soit, l'effet de pansage doit être solidement maintenu dans la main.

Le bouchon en chiendent, le torchon-serviette d'ordonnance et le bouchon de foin se prêtent parfaitement à ce mode d'opérer. Il n'en est pas de même de la brosse en crins. Elle n'est ni assez grande, ni assez souple avec son dos en bois, les crins n'en sont ni assez hauts, ni assez raides pour pouvoir aller au fond du poil et obtenir un bon résultat.

L'attache de tête, la sortie d'encolure. la jonction de l'épaule et du tronc, la région du coude. la ligne du dos, le creux des hanches. voire même le ventre, ne peuvent être explorés convenablement avec une brosse à dos rigide et à poils courts.

La brosse actuelle a encore le grave défaut de se casser facilement, ce qui la rend inutilisable et ne permettrait pas son remplacement en campagne.

Enfin elle coûte un prix exagéré (2 fr. 60).

Toutes ces raisons devraient la faire supprimer immédiatement et remplacer par une brosse à *semelle de cuir* munie de poils plus longs, c'est-à-dire la seule employée actuellement dans les écuries civiles et militaires (officiers) où l'on tient à avoir des chevaux propres.

Une brosse ainsi établie offrirait. sur la brosse actuelle dont les dimensions seraient majorées d'un tiers. les avantages suivants :

Incassable :

Parfaitement en main :

Complètement appropriée au but à atteindre :

Économique :

car son prix un peu plus élevé serait largement compensé par une durée notablement plus grande.

On peut se procurer d'excellentes brosses en crin à 3 fr. 25 prises en gros; soit avec la brosse réglementaire une différence de 0 fr. 65. et la durée est de plus du double.

Le bouchon de foin, non seulement donne beau poil, mais son emploi bien fait constitue le vrai massage que nous recherchons pour reposer les muscles et rétablir la circulation. Il a donc sa place marquée dans la musette de pansage au même titre que les autres instruments qui la composent habituellement.

Pour terminer ce qui a trait au pansage. j'ajoute que

toute partie mouillée du corps du cheval, que ce soit volontairement ou par le travail, doit être séchée complètement à l'aide d'un massage prolongé. L'usage du couteau à
chaleur, qu'on devrait voir plus répandu, précède le massage et le facilite.

Que de rhumatismes, de boiteries, de membres raides
au départ, de chevaux couronnés, ne doit-on pas à l'oubli
de cette prescription élémentaire que tout cavalier devrait
considérer comme un axiome!

g) L'accumulation de crasse, l'agglutination des poils
par la sueur ou l'urine, les corps étrangers restés sur le
dos du cheval au moment du sellage, dénotent chez les
cavaliers une ignorance complète de leurs devoirs et, de la
part des gradés, un manque de surveillance absolu.

Les causes de blessures disparaîtront avec des hommes
dressés à ne jamais mettre une selle sur le dos d'un cheval
sans l'avoir pansé ou sans avoir tout au moins passé, au
préalable, le torchon sur son dos à plusieurs reprises, et
des gradés accomplissant le plus élémentaire de leurs
devoirs, c'est-à-dire veiller à la propreté et au bon entretien des chevaux qui leur sont confiés.

h) La sangle, surtout celle en ficelle, maculée de boue et
d'eau sale, devient raide et se raccourcit par le froid ou le
séchage au soleil.

Dans les deux cas, et bien que pour des causes inverses,
une sangle ainsi abandonnée est souvent inutilisable, ou, si
on parvient quand même à la fixer, blesse sûrement le
cheval.

Lorsque le mauvais temps ou le travail dans les terrains
boueux, détrempés, entraîne le maculage de la sangle, ou
lorsque la température élevée l'imprègne d'un cambouis
formé de sueur et de poussière, il faut la laver à fond avec
une brosse dure ou un bouchon de paille bien serré. On
la met ensuite à sécher, à l'ombre en été, loin du feu en
hiver, en la suspendant solidement par une extrémité tan

dis que l'autre reçoit des poids assez lourds pour maintenir la longueur intacte.

Une fois sèche, la sangle est bien brossée. On peut alors l'utiliser sans inconvénient.

Les couvertures s'imprègnent d'eau et de boue par les temps de pluie, de sueur en été ou quand on demande au cheval un effort prolongé; d'urine quand on est obligé de le laisser couvert la nuit. Ces souillures en se desséchant durcissent le tissu et provoquent un feutrage plus ou moins étendu qu'il faut faire disparaître sous peine de blesser le cheval.

On obtient ce résultat en faisant sécher les parties humides à l'ombre ou dans une pièce chauffée; mais dans ce dernier cas, loin du feu. Lorsque le séchage est complet, on bat bien la couverture avec une baguette dépourvue de nœuds, d'épines ou de rugosités qui pourraient déchirer l'étoffe.

On la foulonne ensuite en la pétrissant entre les mains et les genoux sur un plancher balayé avec soin ou, si on opère dehors, en étendant au préalable sur le sol un certain nombre de sacs à distribution.

Enfin on la brosse avec soin et dans le même sens pour bien lisser la laine.

Si le séchage n'a pu être complétement obtenu, on procède néanmoins au battage, au foulonnage et au brossage afin d'atténuer, autant que possible, les inconvénients d'un nettoyage incomplet.

Le feutrage et le durcissement de la couverture sont fortement diminués, sa remise en état beaucoup plus rapide et commode, quand on a soin de changer chaque jour la portion en contact avec le dos du cheval. La couverture, se pliant en *quatre* et présentant *deux* faces identiques, le même pli ne revient sur la peau que tous les huit jours. En la numérotant comme l'indique la figure ci-dessous, les gradés surveilleront facilement l'observation de cette règle

dont l'application offre, en outre, le grand avantage d'user
régulièrement la couverture et d'en prolonger la durée;
alors qu'en mettant toujours le même huitième sur le dos
du cheval, un quart est très rapidement usé et les trois autres quarts en parfait état.

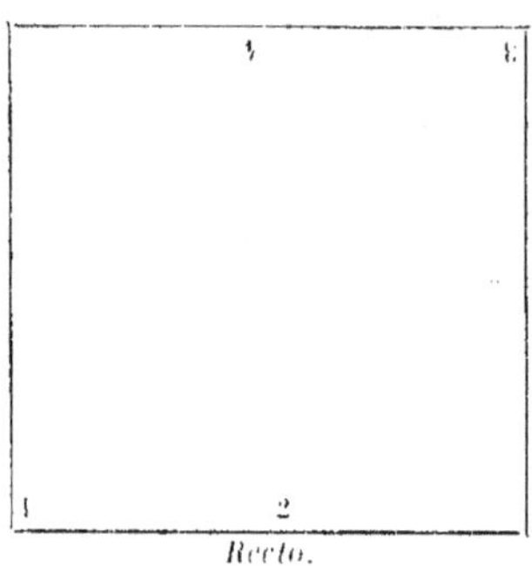
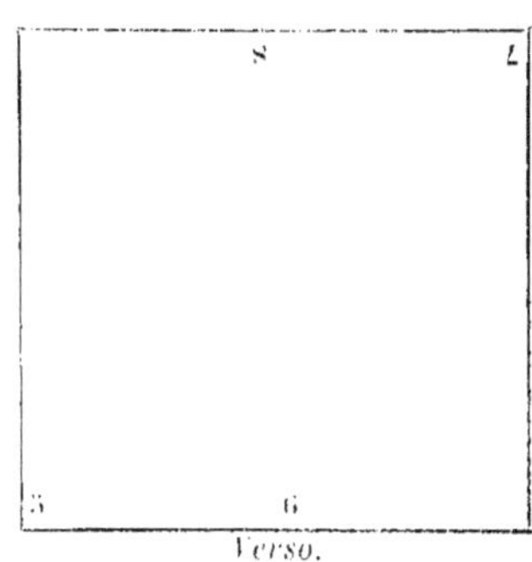

Recto.   Verso.

3° Un paquetage mal fait, mal équilibré, mal fixé, mal
réparti ou trop lourd, entraîne forcément des conséquences fâcheuses pour le dos du cheval dont il augmente la
fatigue et diminue les moyens, en nécessitant, à travail
égal, des efforts bien plus considérables.

« On a longtemps supposé à tort, dit le lieutenant-colonel
Gerhardt, dans sa *Philosophie hippique*, que, dans la station, le centre de gravité du cheval se trouve sur l'intersec-
tion de deux plans perpendiculaires passant par les bipè-
des diagonaux.

« De nombreuses expériences faites par des hommes
d'une compétence indiscutable (général Morris, Baucher,
Bellanger), ont fait justice de cette théorie erronée de Borelli (1), en démontrant, par des pesées, que quelque position que l'on donne à la tête et à l'encolure, les membres
antérieurs du cheval à l'état de station supportent une
surcharge naturelle d'environ un neuvième du poids total.

(1) *De motu animalium*, J.-A. Borelli, Rome, 1680.

» La surcharge de l'avant-main augmente nécessairement dans une proportion relativement importante, à mesure que le mouvement progressif se produit et surtout s'accélère.

» Les mêmes expériences ont prouvé que, dans la station, les deux tiers du poids d'un cavalier placé dans une position académique portent sur l'avant-main, ce qui vient encore augmenter l'excédent du poids supporté par les membres antérieurs. »

La conclusion logique des lignes qui précèdent est qu'on doit dégager l'avant-main le plus possible. Je me contente de la signaler, car l'étudier plus à fond nous forcerait à envisager l'établissement de la selle et la répartition du paquetage. Ce serait sortir du cadre de notre étude, bien que ces deux questions aient avec elle un rapport immédiat.

Du reste, comme d'une part l'Instruction ministérielle qui règle cette répartition, *absolument mauvaise* il est vrai, doit être observée tant qu'elle sera en vigueur; comme, d'autre part, le poids d'une charge s'augmente sensiblement quand elle est mal assujettie, on voit combien les gradés doivent, en attendant mieux, tenir la main à ce que le paquetage actuel soit parfaitement fait, solidement fixé à la selle et débarrassé de tous les objets non réglementaires.

4° Un muscle, quel qu'il soit, n'atteint son maximum de développement et, par conséquent, de forces et de résistance, qu'autant qu'il a été entraîné.

Cette nécessité admise, et à laquelle on se soumet partout lorsqu'il s'agit de préparer les épaules du fantassin ou celles du cheval de trait, semble secondaire à beaucoup de gens lorsqu'il s'agit du cheval de troupe.

Généralement, trois ou quatre services en campagne en selle paquetée et une ou deux marches dans la même tenue avant le départ pour les manœuvres constituent la préparation du cheval à ce point de vue.

Cette manière de procéder, absolument vicieuse, est, en

grande partie du moins, imputable au Règlement, à peu près muet sur ce point.

En effet, alors que la préparation générale du cheval est minutieusement décrite comme procédés et comme soins, la nécessité d'entraîner le dos à porter le poids et à subir les pressions, souvent prolongées, de la selle paquetée se laisse à peine deviner dans les quelques lignes qui suivent :

« Au début, le cheval ne porte que la selle et le cavalier; il porte ensuite le poids des armes, puis celui du paquetage. Il y a, par suite..... augmentation croissante du poids imposé au cheval. » (Règlement de 1882. Bases de l'instruction.)

Cette constatation est exacte évidemment, mais parfaitement insuffisante pour indiquer le but à atteindre. Elle n'en montre même pas la nécessité, alors que cette nécessité est de premier ordre. Et ce qui se passe chaque année aux manœuvres en est une preuve concluante.

On a, en effet, maintes fois constaté que la plupart des blessures se manifestent pendant les premières journées, et que celles qui surviennent ensuite ne sont que la conséquence de perturbations musculaires également produites au début.

Enfin, beaucoup de ces blessures se guérissent si les manœuvres ont une certaine durée. J'ai même vu plusieurs fois certains dos douteux, au départ, se raffermir par le travail et rentrer indemnes à la garnison.

Je suis donc parfaitement en droit d'affirmer :

1º Que le dos du cheval doit être entraîné avec plus de soin encore que ses membres ou ses poumons, ces derniers s'entraînant d'eux-mêmes, à quelques rares exceptions près, par le travail journalier convenablement réglé;

2º Que cet entraînement doit commencer dès que le cheval est mis en dressage, se poursuivre chaque jour jusqu'à ce qu'il soit atteint, et être maintenu en permanence par des soins et une hygiène appropriés.

La progression à suivre est la suivante :

Entraînement du dos des jeunes chevaux.

(Je suppose qu'il commence à être appliqué lorsque le jeune cheval a déjà suffisamment travaillé à la longe sans rien sur le dos.)

Il sera merveilleusement préparé par le travail dans les piliers qui, bien compris, développe fortement les muscles du dos, du rein et de l'arrière-main ; *travail à la longe et promenades en main* avec la selle nue sans étriers et *sans couverture* (huit jours); *travail monté* dans les mêmes conditions (trois semaines); on profite des indications fournies par la matelassure pour amener le rembourrage à son degré définitif; *travail à la longe* en selle nue et couverture durant quelques minutes et suivi d'une promenade de deux heures au pas et au trot un jour par semaine, pendant le deuxième mois; *travail à la longe* en selle paquetée sans couverture ou promenade en main dans la même tenue, un jour par semaine pendant le troisième mois. (La couverture ne peut être supprimée que si les bandes sont recouvertes de cuir.)

Pendant ces deux mois, le travail monté se fait en selle nue sans couverture (même restriction que ci-dessus. On profite des promenades pour habituer les chevaux à porter le fourreau du sabre, puis le sabre complet, en se servant, pour les selles actuellement en service et dépourvues de baudrier, d'un porte-sabre analogue à celui de l'artillerie afin de ne pas blesser le cheval avec l'anneau.

Pendant les quatrième et cinquième mois (époque de la mue) les chevaux travaillent en selle nue et font, un jour par semaine, une promenade d'une heure en selle paquetée sans sabre. Un seul temps de trot pour calmer les chevaux, le reste de la promenade au pas, car il faut éviter, avant tout, de faire suer les chevaux.

A partir du sixième mois et jusqu'à la fin du dressage, le travail continue à se faire en selle nue sans couverture, sauf une promenade hebdomadaire en selle paquetée et couverture, les hommes en tenue de campagne.

Chaque jour, à la rentrée aux écuries, et cela dès le début du travail, le dos est soigné comme je l'indiquerai en parlant du desseller, massé à l'alcool et protégé contre les refroidissements par le maintien de la couverture pliée en quatre et placée de telle sorte qu'une partie absolument sèche soit en contact avec la peau. Le surfaix, serré modérément, l'empêche de se déplacer.

Il est bien entendu que l'examen du dos doit être passé quotidiennement et d'une façon minutieuse par l'officier chargé du dressage et que les soins énumérés plus haut ne seront bien donnés que sous sa surveillance ou celle du sous-officier rengagé chargé de le seconder. Ce dernier devra être choisi tout spécialement et présenter de sérieuses garanties comme *homme de cheval*.

Qu'on ne s'effraie pas de ce qualificatif, il sera vite mérité par la grande majorité des gradés si les officiers le sont eux-mêmes et veulent se donner la peine de dresser leurs sous-ordres.

Au moindre symptôme de sensibilité ou de chaleur prolongée du dos, le cheval sera remis nu au travail à la longe et le poids ne lui sera de nouveau imposé qu'en suivant la gradation indiquée.

C'est par ce travail progressif, ces soins quotidiens, l'influence de l'alcool et la suppression immédiate du poids à la moindre indication morbide, qu'on arrivera à rendre les dos résistants. Mais ce résultat obtenu, le cheval ne conservera sa qualité qu'autant que, dans son emploi ultérieur, toutes les conditions nécessaires seront remplies.

Dans beaucoup de régiments, et sous prétexte d'entraîner progressivement les dos, on a l'habitude de charger d'abord les sacoches puis le manteau, ou inversement.

Cette pratique, mauvaise avec une selle équilibrée, est déplorable avec le harnachement actuel. Je la condamne absolument comme augmentant une inégalité de répartition de la charge déjà trop accentuée avec le paquetage complet et provoquant précisément les blessures qu'elle a la prétention d'éviter. Il n'y a pas de milieu, la selle doit être ou complètement nue ou complètement paquetée. On peut faire une seule exception. c'est quand, pour une corvée assez loin, un tir à la cible, etc., en un mot pour un exercice qui doit se prolonger sans que les chevaux aient beaucoup à marcher aux allures vives et que le temps est douteux. on croit devoir prendre le manteau. Dans ce cas exceptionnel, celui-ci sera emporté seul mais alors fixé sur le devant de la selle. En le mettant sur la palette, on augmenterait d'une façon très dangereuse les oscillations de la selle que la charge de devant absente ne saurait limiter.

Maintien de l'entraînement des dos. — Les dos des chevaux passés dans le rang doivent être entraînés constamment. puisqu'on ne sait jamais quel jour il faudra faire appel à leur résistance. On les maintiendra en condition par la suppression absolue de la couverture chaque fois que la selle n'est pas paquetée. par une promenade hebdomadaire en tenue de campagne, de préférence la veille d'un jour de repos; et quelques marches d'entraînement avant de partir aux manœuvres.

Comme corollaire de ce travail, les dos doivent être examinés minutieusement chaque fois qu'on desselle et soignés immédiatement.

Enfin, et pour les mêmes raisons que j'ai indiquées en parlant du dos des jeunes chevaux. la progression sera reprise avec tous les animaux relevant de maladie et immobilisés plus ou moins longtemps pour une cause quelconque. Bien entendu, ces chevaux, contrairement à ce qui se fait journellement. ne seront pas emmenés aux manœuvres longues et pénibles avant que *leur dos ne soit remis en état.* Un cheval sorti de l'infirmerie depuis deux ou trois jours, quelquefois la veille, et prenant part à un service à l'extérieur, en tenue de campagne, alors qu'il n'a pas été sellé depuis plusieurs semaines, est blessé d'avance.

La durée des promenades hebdomadaires sera réglée en raison de l'état général des chevaux, du travail déjà fait, de celui en perspective, de la température, de la nature du terrain parcouru, etc., etc. Très courtes, et presque entièrement au pas à l'époque de la mue, elles augmenteront comme longueur et vitesse en se rapprochant des exercices du régiment, pour être finalement remplacées par ceux-ci.

On pourra s'étonner de me voir proscrire la couverture dans tous les exercices en selle nue et pendant l'entrainement des jeunes chevaux.

En voici la raison :

La présence de quatre épaisseurs de laine sur le dos du cheval y provoque une transpiration parfois abondante ou, tout au moins, une moiteur assez accentuée.

Dans les deux cas, les muscles s'anémient, se ramollissent, sont tout préparés pour la blessure et perdraient bien vite leur condition.

Si je la fais prendre avec la selle paquetée, ce n'est point pour préserver le dos de cette augmentation de poids, mais bien parce que, la couverture étant indispensable en campagne, il convient d'habituer le cheval à son contact.

C'est aussi pour éviter l'introduction sous la selle de poussière ou de boue lorsqu'on manœuvre en troupe dans certains terrains et avec des conditions atmosphériques défavorables. Mais, en principe, je la juge si pernicieuse que je n'hésite pas à lui imputer tous les dos qualifiés mauvais et qui ne le sont devenus que par sa présence quotidienne. Et j'appuie cette appréciation sur de nombreuses expériences faites avec des chevaux qui ne pouvaient faire les manœuvres sans se blesser dès le début et que j'ai ramenés indemnes grâce à la suppression de la couverture deux mois avant de partir. L'exemple le plus frappant est le suivant :

J'ai eu comme seconde monture une jument très en l'air, excessivement nerveuse et trottinant en permanence avec la troupe. Cette jument réunissait toutes les qualités requises pour avoir mauvais dos. De plus, elle se nourrissait fort mal. Montée jusqu'aux manœuvres et en dehors des prises d'armes avec une selle anglaise munie d'un tapis de cuir, elle a fait les manœuvres de 1894, assez dures, et celles de 1895, très pénibles, sans avoir un poil touché.

Repassée dans le rang au mois de janvier suivant, la jument n'était plus montée qu'avec la couverture sous la selle. Déjà blessée pendant les manœuvres de garnison, elle n'a pu faire que quelques jours de grandes manœuvres et est rentrée dans la garnison blessée à fond et inutilisée presque depuis le départ.

L'influence néfaste de la couverture était flagrante.

3° *Causes provenant du manque d'hygiène.*

On doit comprendre dans cette catégorie le moment du desseller, les soins consécutifs, les refroidissements, la façon de répartir la ration et les économies d'avoine.

a) MOMENT DU DESSELLER

Le moment prescrit pour desseller est fort variable suivant les régiments. Alors que dans beaucoup on laisse les chevaux sellés plus ou moins longtemps, on desselle immédiatement dans les autres.

Cette question du desseller a été bien souvent mise en discussion et a soulevé chaque fois de nombreuses controverses. Je vais essayer, non pas de la trancher, car il y aura toujours des partisans pour chaque système, mais de justifier, par des citations empruntées aux partisans de chaque procédé et par des expériences personnelles, le sens dans lequel la logique exige qu'on la tranche, c'est-à-dire *le desseller immédiat*.

Extrait d'une Instruction relative aux marches : « En arrivant, on décharge les chevaux, on déboucle les poitrails, on rend un ou deux points à la sangle si elle est serrée. On ne desselle qu'après un temps *au moins égal* à la moitié de celui pendant lequel les chevaux ont été montés. L'habitude du desseller tardif devra être prise aussi bien en garnison qu'en route, etc., etc. »

L'application de ces prescriptions a motivé de nombreuses blessures, même en garnison, ce qui est inadmissible. Elles ont été renouvelées plusieurs fois dans des corps montés en chevaux fort différents comme origine, tempérament, entraînement, etc., et le résultat s'est toujours invariablement montré le même, c'est à dire *déplorable*.

Voyons l'autre école.

« A l'arrivée, contrairement aux idées reçues, il faut desseller *immédiatement*, et, si l'on a de l'eau en quantité suffisante, il faut laver à grande eau la place de la selle.....

« En campagne, si les chevaux doivent rester sellés et chargés au cantonnement ou au bivouac, il n'en faut pas moins leur donner les mêmes soins en arrivant et les resseller ensuite. » (Général baron de Cointet, *Prescriptions pour les marches*). En appliquant ce système, la 2ᵉ division de cavalerie, malgré un travail souvent fort dur, n'a eu que fort peu de chevaux blessés.

De son côté, M. le capitaine Fauvart-Bastoul dit, dans son ouvrage sur les marches de la cavalerie :

« Dans certains régiments, on fait desseller les chevaux aussitôt arrivés à l'étape. Ce système, dont nous avons pu apprécier pendant quinze ans les excellents effets, dans le Nord de la France, quand l'étape ne dure pas plus de trois heures, nécessite cependant des soins particuliers et une grande surveillance; enfin, il ne semble pas avantageux par les chaleurs excessives. En dehors de ces cas, lorsqu'il est bien appliqué, il est sans inconvénient et dès lors ses avantages sont incontestables.

« L'animal étant chargé moins longtemps et pouvant se coucher, se fatigue moins, se repose plus vite et plus complètement. En outre, le paquetage restant intact, on est tout prêt en cas d'alerte. D'ailleurs, ce système semble rationnel. Quand on a été longtemps chargé, n'a-t-on pas hâte d'être débarrassé de son fardeau et de se mettre à l'aise? Le fantassin garde-t-il son sac sur le dos pendant des heures, quand il est arrivé à l'étape? »

L'avantage du desseller immédiat se dégage déjà d'une façon accentuée. Le capitaine Bastoul y met cependant une restriction que nous examinerons plus loin.

Mais ces citations émanent d'officiers auxquels on peut reprocher de tabler sur des données empiriques en contradiction avec la science et résultant simplement de circonstances plus ou moins avantageuses. Cet argument n'a guère de valeur si l'on songe à l'expérience de ces officiers. Je l'admets cependant comme valable et je laisse la parole à un praticien.

Doit-on desseller un cheval dès l'arrivée à l'étape?

Telle est la question qu'il se pose, et voici sa réponse :

« Oui, il faut, l'étape terminée, desseller et déharnacher les chevaux le plus vite possible, toutes les fois qu'on n'a pas d'autre préoccupation que la conservation de nos machines animées et celle des agrès nécessaires à leur emploi; toutes les fois qu'on n'a pas à demeurer sous les armes, prêts pour le premier signal.

» Nous savons que nous sommes ici en contradiction formelle avec l'opinion de la généralité des cavaliers militaires; mais dussions-nous encourir une accusation de témérité, nous n'hésitons pas à exprimer ce qui est une de nos convictions les plus inébranlables. Nous osons déclarer en effet que nous sommes de plus en plus persuadé que retirer le paquetage et le harnachement des chevaux dès l'arrivée à l'étape, c'est alléger les fatigues et les souffrances de nos précieux auxiliaires, diminuer le nombre et surtout la gravité de leurs blessures, et sauvegarder, dans une très large mesure, l'intégrité du paquetage et celle du harnachement. Nous nous hâtons d'ajouter que cela nous a été démontré par les résultats de la pratique beaucoup plus que par des considérations théoriques doctrinales qui pourraient paraître inacceptables.

« Voici sommairement les données qui nous ont permis de formuler notre opinion, après une assez longue étude de la genèse des blessures de harnachement et l'application fréquente des divers moyens usités pour éviter ou atténuer ces blessures :

« 1° La maigreur du dos est la principale cause prédisposante des blessures occasionnées par la selle. La peau comprimée entre les côtes et la selle, deux parties dures, s'enflamme, s'entame ou se mortifie.

« 2° Ces blessures se produisent à peu près toutes pendant la marche; qu'on le voie ou non au moment de l'arrivée, le mal est fait. Le maintien de la selle ne change jamais le nombre ni la gravité des blessures que pour les augmenter. L'enlèvement immédiat de la selle peut, par contre, restreindre ce nombre et cette gravité.

« 3° Les huit dixièmes des blessures de harnachement sont des cors, des excoriations, des plaies plus ou moins larges et profondes que le maintien de la selle aggrave constamment.

« 4° Lorsqu'on maintient la selle sur le dos des chevaux pour écraser les rares œdèmes simples, les boursouflures de la peau, on abandonne et laisse envenimer ainsi de nombreuses blessures (plaies vives, abcès, kystes, gangrène sèche, etc.) dont la nature entièrement différente et la gravité beaucoup plus grande réclament des soins d'un tout autre genre que la compression mécanique avec des corps durs et plus ou moins pesants.

» 5° La cause de méprise au sujet de l'action curative ou préservatrice du maintien des selles, c'est que, lorsqu'on retire celles-ci, après qu'elles sont restées deux ou trois heures sur le dos des chevaux pendant le repos, on ne voit presque plus d'œdèmes, d'enflures, seules blessures dont on semble avoir souci, quoiqu'elles soient de beaucoup les moins communes et les moins inquiétantes; mais ces œdèmes sont alors et fatalement remplacés par des cors, des abcès, des plaques sphacélées, etc.; etc.; autant de métamorphoses plus ou moins graves qu'on se garde bien d'imputer au maintien de la selle et qui souvent n'ont pas d'autre origine.

» 6° Si l'on ôte la selle dès l'arrivée à l'étape, on réunit les avantages suivants :

» La cause occasionnelle est plus vite supprimée et l'on en diminue donc les fâcheux effets (*sublata causa, oblitur effectus*). C'est toujours et partout la première indication thérapeutique à remplir.

» On peut plus sûrement prendre la cause sur le fait et y porter parfois plus facilement remède.

» On applique plus tôt le traitement approprié au caractère de la blessure, et c'est autant de temps de gagné.

» Le harnachement et le paquetage sont immédiatement à l'abri et préservés ainsi, non seulement des souillures de la boue et du fumier, mais surtout des détériorations que leur font subir les animaux qui s'appuient ou se choquent les uns contre les autres, se roulent ou bien se frottent contre les arbres, les murs ou les cloisons. Et l'on sait que quelques-unes de ces détériorations, l'arçon cassé, par exemple, deviennent de nouvelles causes de blessures.

» Enfin, à tous ces avantages s'en ajoute un autre d'une importance capitale : c'est que les chevaux débarrassés de leur harnachement sont laissés libres de se coucher et peuvent alors prendre tout de suite un repos bien gagné. » (*Revue du Cercle militaire*. n° 5, année 1887.)

Autre praticien :

« Si on laisse le harnachement sur un point tuméfié ou gonflé, qu'on cherche à faire disparaître par la compression du harnachement, la circulation est arrêtée malgré la précaution de dessangler, et la peau se mortifie pour former ce que l'on appelle le *cor*.

» Le cor, ou escarre gangreneuse de la peau, exige un traitement de plusieurs mois, et la cicatrice qui se forme à la suite devient rapidement une plaie après le moindre frottement par le harnachement.

» Les phlegmons du dos qui apparaissent au desseller sont efficacement et rapidement combattus par le massage, *les lotions froides* continues et une compression modérée et *locale* avec un pansement de *sulfate de fer* fréquemment mouillé.

» Voilà les raisons majeures, d'un intérêt économique sérieux, qui devraient nous engager à desseller tous nos chevaux à l'arrivée. » (*Revue du Cercle militaire*. n° 17, année 1887.)

Dans les cavaleries autrichienne, allemande et anglaise, on desselle immédiatement, et les résultats sont satisfaisants. Cette dernière a même un règlement spécial pour les soins à donner aux chevaux blessés et les moyens à employer pour éviter les blessures.

Le 1er régiment de chasseurs a fait, à marches forcées, le trajet de sa garnison (Melun) au camp de Châlons en 1881, sans avoir de chevaux blessés.

Par contre, les régiments de cavalerie composant la division provisoire ayant pris part aux manœuvres du 3e corps d'armée en 1888, et qui avaient reçu l'ordre de ne desseller qu'après un temps égal à la moitié de celui pendant lequel ils avaient été montés, ont eu un nombre considérable de blessures par le harnachement. Ce résultat n'étonnera personne quand j'aurai dit qu'à trois reprises différentes, le temps du repos étant inférieur à la moitié de la durée du travail, les chevaux ont dû repartir sans avoir pu être desselés. Les autres jours, les chevaux gardaient la selle de *quatorze à vingt* heures. Il n'y a pas de dos qui puisse résister à un pareil surmenage.

Enfin, voici quelques constatations personnelles :

Trois années de suite, en 1885, 1886, 1887, j'ai fait les manœuvres avec une jument très chaude, dans des conditions identiques comme harnachement, poids, température et fatigue. Les lieutenants et sous lieutenants ne disposant, à cette époque, que d'une seule monture, ma jument était montée tous les jours.

Résultats : en 1885, je faisais desseller à l'arrivée : *Dos intact.*

En 1886, la jument est restée sellée, par ordre, dans les mêmes conditions que les autres chevaux appartenant à l'État : *cinq jours* d'indisponibilité par suite de blessure au côté droit du garrot.

En 1887, reprise du desseller immédiat. *Aucune blessure,* malgré les cicatrices de l'année précédente.

Depuis cette époque, mes chevaux sont toujours desselés en arrivant au cantonnement et n'ont jamais été touchés par le harnachement.

Mais l'expérience ne portant que sur des chevaux bien soignés, harnachés avec soin et montés correctement, pourrait paraître peu concluante. En voici une autre qui satisfera les plus exigeants :

Pendant les manœuvres de 1889, mon escadron a dessellé une heure et demie après l'arrivée à l'étape. Il a eu *vingt* chevaux blessés assez fortement pour être mis aux bagages.

L'année suivante, le même escadron, dessellant à l'arrivée, est rentré au quartier sans avoir eu *un seul* cheval touché, même légèrement, malgré les nombreuses cicatrices des années précédentes. Le travail et la température ont été à peu près identiques dans les deux cas, et plutôt en faveur de la première année.

Enfin les officiers étaient les mêmes. On ne peut donc imputer les résultats à la différence possible de soins et de surveillance tenant au personnel composant l'escadron.

« Après une longue course, desselle immédiatement ton cheval et jette-lui de l'eau froide sur le dos en ayant soin de le faire promener en main. » (Général Daumas, *Principes généraux du cavalier arabe*) (1).

J'arrête là mes citations. Elles paraissent suffisamment concluantes en faveur du desseller immédiat et permettent de dire qu'on ne saurait trop s'élever contre cette erreur, encore si souvent admise, et qui consiste à condamner le malheureux cheval, fatigué par une marche pénible, à supporter inutilement, pendant de longues heures, le poids de la charge; à souffrir de la faim et de la soif, la tête immobilisée et fixée au râtelier.

Il est même incompréhensible qu'après des expériences aussi nombreuses que concluantes, la commission d'hygiène hippique n'ait pas insisté auprès du comité de cavalerie pour faire inscrire dans notre règlement sur le service intérieur l'ordre formel du desseller immédiat avec l'indication minutieuse des soins hygiéniques qui s'imposent à ce moment.

---

(1) Cette mesure vient d'être prescrite par le décret du 12 septembre 1899 modifiant les articles 359, 360, 361 et 364 du décret du 20 octobre 1892 sur le service intérieur des troupes de cavalerie.

SOINS CONSÉCUTIFS AU DESSELLER

La présence prolongée du paquetage sur le dos des chevaux, surtout quand il fait chaud, meurtrit les muscles, agglomère le sang veineux et élève la température de la peau. Cette peau surchauffée se boursoufle au contact de l'air. De là, les tumeurs, qui dégénèrent en blessures d'autant plus graves que la cause déterminante est plus accentuée et les soins moins intelligents. Il faut donc avant tout *éviter les brusques transitions de température*.

Que se passe-t-il généralement ?

Les cavaliers, plus ou moins bien stylés sur les soins à donner au dos, appliquent tant bien que mal ce qu'on s'est efforcé de leur apprendre, mais souvent plus mal que bien. Là, comme partout, ils apportent ce manque de réflexion, cette nonchalance, qui sont la caractéristique du troupier qui n'est pas réveillé à chaque instant par la présence ou les observations d'un gradé.

Or, si le temps disponible est mal réparti entre les différentes opérations (distributions, repas, etc.), le cantonnement étendu, morcelé ou mal utilisé, les officiers et les sous-officiers ne peuvent exercer une surveillance efficace. Les cavaliers sont livrés à eux-mêmes et commettent inconsciemment des hérésies hygiéniques, d'autant plus facilement qu'une pratique journalière ne les a pas entraînés à donner à leurs chevaux les soins nécessaires d'une façon tellement naturelle qu'elle devient instinctive.

Ainsi, tel homme qui aura deux chevaux à panser les dessellera en même temps, sans laisser la couverture, et le dos de l'animal soigné en dernier se sera forcément refroidi. Tel autre découvrira totalement son cheval et soignera complètement un côté du dos avant de passer à l'autre. Un troisième ne supprimera pas un courant d'air aussi mauvais pour lui que pour sa monture.

On pourrait, dans cet ordre d'idées, citer des quantités de cas particuliers où le cavalier a besoin d'être remis dans la bonne voie. Et il n'acquerra l'expérience indispensable que par l'emploi constant d'une méthode rationnelle dont l'application sera quotidiennement exigée par tous les gradés, complètement familiarisés, bien entendu, avec sa mise en pratique.

Cette manière de procéder n'est du reste point une exception visant spécialement le cas qui nous occupe. Cette méthode trouve son application dans tous les détails du service et avec d'autant plus de ponctualité que les hommes passent moins de temps sous les drapeaux. Voici la méthode que je conseille :

1° Attacher les chevaux dans les écuries à l'abri des courants d'air ; dehors à l'abri du vent ;

2° Enlever la selle dès qu'on le peut ;

3° Retourner la couverture sur elle-même, de telle sorte que, par son côté sec, elle couvre exactement la place qu'elle occupait auparavant, et la fixer avec le surfaix ;

4° Disposer à proximité des récipients pleins d'eau fraîche et propre, et les effets de pansage étendus sur la musette posée à plat sur le sol (on évite ainsi l'introduction de corps étrangers dans le torchon ou dans les brosses) ;

5° Détacher le surfaix, imbiber l'éponge complètement, l'exprimer pour qu'elle soit simplement humide, soulever le côté gauche de la couverture, le rabattre sur le droit et maintenir les deux plis en place à l'aide du bras et de la main gauches ; humecter par tamponnement et sans trop appuyer la partie en contact avec la selle qu'on vient de découvrir, jusqu'à ce que la crasse, la sueur ou la poussière aient disparu. Imbiber et exprimer l'éponge autant de fois qu'il est nécessaire. Le lavage à grande eau aurait pour inconvénient de mouiller le ventre, ce qu'il faut éviter absolument ;

6° Prendre le torchon, le secouer pour s'assurer qu'il ne

contient rien qui puisse offenser la peau ; soulever de nouveau la couverture comme au numéro précédent ; tamponner la partie mouillée, passer le torchon dans la ceinture pour qu'il ne traîne pas à terre et le conserver sous la main ;

7° Rappeler la circulation à la peau par un tapotement de la main droite sur toute la partie intéressée. Quelques minutes suffisent ;

8° Replacer la couverture et faire à droite ce qui vient d'être indiqué pour le côté gauche ;

9° Enlever la couverture et la poser sur la selle, le côté ayant porté sur le cheval en l'air ;

10° Le dos ainsi mis à l'abri d'un refroidissement immédiat, achever de ramener la température normale sur l'emplacement de la selle par un massage prolongé obtenu en passant la main droite légèrement à plat, les doigts étendus et joints, alternativement sur les deux côtés du dos, jusqu'à ce que la température soit la même que sur les autres parties du corps. On s'en assure en posant la main gauche à plat sur l'épaule d'abord, puis sur les différentes parties du dos. Ce massage doit être continué jusqu'à l'obtention de ce résultat, *toujours* dans le sens du poil et sans qu'on cherche à en diminuer la durée en accentuant son intensité. Quand le poil commence à sécher, on l'humecte avec de l'alcool pour faciliter le glissement et tonifier la peau ;

11° Replacer la couverture ;

12° Faire le pansage complet en utilis . les effets comme il a été dit ;

13° Enlever la couverture et passer la main sur le garrot, le dos et le rein, en observant le cheval. Les gonflements ne se sont pas encore produits ; mais s'il y a commencement d'inflammation, la peau est sensible, elle frissonne au contact de la main et le cheval cherche à se soustraire aux attouchements.

Dans ce dernier cas, reprendre le massage indiqué à 10°.

en humectant au préalable le dos avec de l'alcool, et le renouvelant chaque fois que l'évaporation est complète, jusqu'à ce que la chaleur et la sensibilité aient disparu. Si au bout de dix minutes il ne s'est pas produit une amélioration sensible, signaler le cheval au sous-officier du peloton.

Dans ce qui précède j'ai supposé le cheval indemne au desseller, le corps sec ou à peu près, le cavalier en état de soigner son cheval immédiatement. Si ces conditions ne sont pas remplies, on doit modifier la progression de la façon suivante :

1° *Cheval touché.* — Appeler de suite le sous-officier ou l'officier de peloton et lui soumettre le cas. L'homme, à moins qu'il ne soit isolé, auquel cas il fait pour le mieux, ne doit pas apprécier seul une blessure.

2° *Cheval mouillé sous le ventre par l'eau et la sueur.* — Avant d'exécuter ce qui est prescrit à 1°, râcler et bouchonner le ventre pour éviter un refroidissement qui amènerait certainement des coliques. Continuer ensuite la série des opérations en soignant plus spécialement cette partie jusqu'à séchage complet.

3° *Cheval complètement trempé de sueur.* — Après avoir exécuté les trois premières opérations, râcler complètement, bouchonner, puis reprendre la série habituelle. Le pansage terminé, passer l'éponge humide sur tout le corps du cheval et sécher au torchon. Couvrir le cheval avec la couverture étendue en grand, le huitième qui a été en contact avec le dos pendant le travail, en dessus. Au besoin, placer sous la couverture une bonne couche de paille disposée en long parallèlement au grand axe du cheval. Recommander le cheval à la surveillance spéciale du garde d'écurie et revenir plusieurs fois s'assurer de son état.

4° *Les hommes sont mouillés en arrivant à l'étape.* — Dans ce cas, rentrer les chevaux dans les écuries le plus vite possible. Supprimer les courants d'air. Les hommes dessellent, fixent la couverture retournée comme il a été indiqué, se changent complétement et procèdent ensuite aux soins du dos et au pansage comme en temps normal. On évitera du reste cette nécessité de faire changer les hommes en hésitant moins à prendre le manteau qu'on ne le fait généralement.

En discutant les raisons pour et contre le desseller immédiat, le capitaine Bastoul (*Des Marches de la cavalerie*, bien que recommandant de faire enlever la selle à l'arrivée, fait cependant une restriction à l'époque des fortes chaleurs ou si l'étape dépasse trois heures de durée. Il s'abstient, du reste, de donner les motifs de ce desseller tardif qu'il recule, toujours d'après les vieux errements, après un temps égal à la moitié de celui pendant lequel les chevaux ont été sellés. Cette décision étonne d'autant plus qu'elle arrive après un exposé aussi exact que détaillé des avantages que présente le desseller immédiat.

Mais c'est précisément lorsque la température et la durée du travail ont augmenté les fatigues du cheval, qu'il faut le plus se hâter de lui procurer le soulagement et un repos bien gagné. Les dos seront plus comprimés, plus congestionnés que pour un travail normal par un temps propice, c'est évident. Raison de plus pour se hâter de constater les dégâts et de les atténuer si possible. On y arrivera en massant plus longtemps et avec plus de soin encore que d'habitude. Les dos seront tous lotionnés au sulfate de fer, au lieu de le faire simplement à l'eau ordinaire; les couvertures seront maintenues un certain temps après le pansage, qui sera complété par un massage général du corps et des membres à l'alcool.

Il arrive la plupart du temps que les blessures causées par un effort considérable ne se manifestent que le lendemain ou même deux ou trois jours après. Pourquoi? Tout simplement parce que le cheval a eu ses membres aussi fatigués que son dos, sinon plus, et que ces membres, insuffisamment soignés, ne fonctionnent pas comme d'habitude. Le cheval se traine péniblement, travaille beaucoup plus du rein que des jambes, roule de droite à gauche et d'arrière en avant, ce qui donne à la selle des mouvements anormaux qui se renouvellent à chaque foulée.

D'autre part, le dos encore mal remis de son travail personnel s'enflamme et part plus facilement. Il eût suffi souvent d'une mise à l'eau, d'une bonne douche et d'un massage énergique à l'alcool, voire même à l'essence de térébenthine étendue, pour remettre le cheval d'aplomb.

Conclusion. — *Que l'étape soit longue ou courte, qu'il fasse chaud ou froid, il faut desseller immédiatement, mais proportionner la durée des soins au travail fourni et à la dépense de forces qui en est la conséquence forcée.*

MANIÈRE DE PROCÉDER DANS LA CAVALERIE ALLEMANDE

Les Prussiens dessellent leurs chevaux immédiatement après leur arrivée à l'étape, de même que le fantassin se met à l'aise en changeant de chaussures après une route fatigante, pour permettre le rétablissement de la circulation dans les régions comprimées et foulées. C'est l'application de cet axiome de médecine, base de tout traitement : *supprimer la cause* d'abord, attaquer ensuite ses effets pernicieux.

« Aussitôt arrivés, les cavaliers allemands préparent les effets de pansage, de l'eau, etc. Les chevaux *immédiatement* débarrassés du harnachement sont pansés en dehors de l'écurie, quand le temps le permet. Les hommes sont habitués à rendre compte, aux sous officiers qui surveillent ce premier pansage, de toutes les remarques qu'ils font en soignant leurs montures. Ceux-ci donnent immédiatement les premiers soins en attendant l'heure de la visite. Cette visite est passée chaque jour par le capitaine, qui fait défiler les chevaux devant lui, après avoir passé la main sur leur dos. À cette visite du soir, les chevaux blessés par le harnachement sont traités par le vétérinaire. Pour ceux légèrement touchés et excoriés avec ou sans œdème, le capitaine s'assure que le tapis de paille avec fontaine est préparé à l'avance et ajusté convenablement pour que le cheval puisse être sellé le lendemain. Ce tapis, fixé à la bande d'arçon par quelques ficelles, repose sur la couverture dont la partie correspondante à la blessure est garnie de toile cousue. » (*Revue du Cercle militaire*, 1897.)

(') Insuffisance de nourriture

Tout cheval qui dépense plus de forces qu'il ne peut en reconstituer s'anémie, maigrit et est, par le fait même, exposé à tomber, à se couper, à forger et à se blesser par le harnachement.

« L'augmentation de travail, avec une nourriture insuffisante, aura pour conséquence inévitable l'épuisement de l'économie tout entière. En effet, si l'on ne peut introduire dans la machine une quantité d'éléments de force en rapport avec le travail qu'elle fournit, non seulement les principes nutritifs seront tous utilisés et il ne restera plus rien pour son perfectionnement, mais encore une partie de la substance vivante se détruira pour suffire aux besoins de ce travail. L'animal s'affaiblira plus ou moins rapidement ; il deviendra incapable de produire un effort soutenu et ne tardera pas à être impropre au service de guerre et même à celui de garnison. » (Dr Rigollat, *Travail et alimentation du cheval de troupe*) (1).

Ce cas sera fréquent en campagne où, malgré les précautions prises et le droit de réquisition, les chevaux ne mangeront pas toujours leur content. C'est dans cette éventua-

---

(1) Librairie Henri Charles Lavauzelle, éditeur.

lité que *de Brack* recommande d'ajuster les selles non sur les muscles, qui peuvent se modifier, mais sur la charpente, qui ne change pas. C'est la logique même.

Si le muscle diminue, la matelassure doit augmenter en proportion, de telle sorte que le tampon interposé entre l'arçon et le dos du cheval ait toujours la même efficacité. D'autre part, la ration doit augmenter également pour reconstituer au plus vite la matelassure naturelle et rendre à l'économie la plénitude de ses facultés partiellement amoindries. Faute de ce soin, on s'expose aux plus graves mécomptes.

Quand doit se produire cette augmentation de la nourriture?

Si l'on attend, pour augmenter la ration, que les efforts demandés au cheval aient dépassé sa capacité de forces vives et qu'il ait dû prélever plus ou moins sur sa réserve économique pour fournir le travail exigé, cette manière de faire sera sans effet.

« Le manque d'habitude, le peu de puissance de l'appareil digestif, le défaut d'activité des organes d'absorption, mettent l'animal dans l'impossibilité de digerer, d'absorber et de s'assimiler le surcroît de nourriture trop tardivement accordé. De plus, en raison du nombre insuffisant de leurs fibres et du diamètre restreint de leurs vaisseaux, les muscles restent au-dessous de leur tâche. » (Dr Rigollat.)

La *répartition* de la ration du cheval de troupe et ses augmentations successives doivent donc être réglées de telle sorte qu'on ait emmagasiné dans l'économie une réserve de forces telle, avant l'effort à produire, que ce surcroît de dépense n'influe en rien sur le fonctionnement régulier des organes et que la continuation seule de la ration forte maintienne l'équilibre tout le temps que durera cet effort. La façon de distribuer cette ration forte en route, aux manœuvres, en campagne, influe considérablement sur son efficacité.

« La nourriture du matin s'en va au fumier; celle du soir passe à la croupe. » (Général Daumas, *Le Cavalier arabe.*)

Pourquoi, dès lors, gaspiller de l'avoine en la donnant en route, surtout si les chevaux n'ont pu boire avant? Une poignée de fourrage ou même d'herbe trouvée sur place sera largement suffisante pour calmer leur estomac. Quelques gorgées d'eau avalées pendant la marche qu'on reprend immédiatement ranimeront bien mieux son énergie.

« Quand, à la guerre ou à la chasse, tu as mis ton cheval en nage et que tu rencontres un ruisseau, ne crains pas de laisser ton cheval avaler sept ou huit gorgées avec son mors. Cela ne lui fera aucun mal, et lui permettra, au contraire, de continuer sa route. » (Général Daumas.)

Il faut garder précieusement l'avoine de bissac pour le soir, qui, en campagne, est presque toujours l'inconnu. Du reste le cheval peut, sans inconvénient, rester une journée sans manger.

« Le cheval marche avec la nourriture de la veille et non avec celle du jour. » (Général Daumas.)

Les quelques grains d'avoine donnés avant le départ ont simplement pour but de ne pas laisser l'animal partir à jeun. Mais cette précaution est inutile lorsque le cheval a mangé tard ou même dans la nuit.

C'est une conviction établie chez les Arabes que, si le cheval a bu à satiété la veille et bien mangé pendant la nuit, on peut, sans inconvénient, ne rien lui donner le lendemain, quand surtout on se remet en marche de grand matin. Et les Arabes en donnent ainsi la raison :

« Pourquoi ferais-tu pour ton cheval ce que tu ne fais pas pour toi-même? Lorsque tu sors de table à dix ou onze heures du soir, peux-tu t'y remettre le lendemain, à la pointe du jour? »

Le repas sérieux doit donc être donné le soir aussi bien en garnison qu'en route, et comprendre la plus grosse quantité de la ration quotidienne. Les heures d'abreuvoir ont également leur importance. Voici ce qu'en pensent les Arabes, dont l'expérience ne saurait être mise en doute :

« Sois très scrupuleux sur la qualité de l'eau que tu donnes à ton cheval.

» En hiver, ne fais boire qu'une fois par jour, à une heure ou deux de l'après-midi, et ne donne l'orge que le soir au coucher du soleil. C'est une bonne habitude de guerre et, en outre, le moyen de rendre la chair du cheval ferme et dure. En été, fais boire deux fois par jour, le matin de bonne heure, et le soir, après le coucher du soleil.

» Ne fais jamais boire après avoir donné l'orge, ce serait tuer ton cheval. L'abreuvoir du matin fait maigrir le cheval, l'abreuvoir du soir le fait engraisser. Celui de midi le maintient en état. » (Général Daumas.)

En résumé, avec une alimentation substantielle et judicieusement répartie, on augmente la mobilité, la résistance et l'entrain des troupes à cheval, par suite leur valeur. Mais il faut que cette capacité de travail soit préparée de longue main pour qu'il n'y ait plus qu'à l'entretenir quand le moment est venu d'y faire appel.

« En 1881, un escadron de cuirassiers est arrivé au camp de Châlons après avoir fait 500 kilomètres en huit jours avec des chevaux *entraînés, dispos et en bon état*, grâce à une alimentation substantielle et à des allures réglées. Cet escadron a fait les fatigantes manœuvres du camp de Châlons et 1.000 kilomètres environ, aller et retour, *sans avoir de chevaux blessés par la selle.*

» De même, en 1886, par les chaleurs torrides du mois de septembre, une batterie d'artillerie rentrait à la garnison après vingt jours de manœuvres, avec tous ses chevaux *absolument indemnes, exempts de toute blessure*, dans un état de santé parfait comme au jour du départ. Et cependant cette batterie venait de terminer les manœuvres en franchissant, en *cinq jours* de marche, la route très accidentée de Dieppe à Versailles.

» *Les chevaux étaient dessellés dès l'arrivée;* les officiers voyaient eux-mêmes chaque jour leurs chevaux, touchaient le dos de tous, rectifiaient le harnachement, *nourrissaient plus particulièrement ceux qui commençaient à maigrir, à forger, à se couper,* etc., payaient en un mot de leur personne, suivant les sages prescriptions de l'éminent de Brack. Ces excellents résultats méritent d'être signalés, parce qu'ils démontrent nettement la qualité de notre cheval de cavalerie et d'artillerie, et le parti qu'on peut en tirer *avec de la volonté, du zèle et des soins hygiéniques bien entendus.* » (*Revue du Cercle militaire*, 1887.)

6° *Le moment fixé pour le repas des officiers et des hommes, l'heure des distributions, des différentes visites, la façon de prendre les avant-postes, la conduite du train régimentaire, l'heure de son arrivée et la façon de l'installer exercent, sur la quantité et la gravité des blessures, une influence considérable.*

En parlant des soins à donner aux dos des chevaux, j'ai insisté sur le massage, dont l'importance s'est suffisamment affirmée pour qu'il soit inutile d'y revenir. Mais ce massage ne donnera de bons résultats qu'autant qu'il sera surveillé par tous les gradés.

Il faut donc qu'ils puissent rester avec leurs hommes jusqu'à la fin de l'opération. En outre, les cavaliers ne soigneront réellement bien leurs montures que s'ils sont eux-mêmes bien repus. L'égoïsme est le fond du caractère humain, il faut donc compter avec lui.

Conclusion : faire manger à tout le monde, officiers compris, un repas froid pendant la route. De la sorte, tout le personnel, en arrivant au gîte, n'a plus qu'à s'occuper des chevaux. Cette règle ne comporte qu'une exception, c'est quand l'étape est courte ou que le départ peut être fixé assez tôt pour qu'on arrive au cantonnement vers 9 heures et demie ou 10 heures du matin. Dans ce cas les hommes seuls mangent en route et les officiers une demi-heure après l'arrivée. Ils ont ainsi le temps de surveiller le desseller les soins consécutifs, le pansage, d'examiner les chevaux blessés ou douteux, et de se changer eux-mêmes avant le repas, qu'on peut retarder jusqu'à midi sans inconvénient.

Comme il y a avantage à toucher les distributions le plus tôt possible, et que, d'autre part, les hommes ne peuvent pas abandonner leurs chevaux avant d'avoir dessellé et soigné le dos, elles auront lieu, en principe, une heure après l'arrivée. En opérant de cette façon, la surveillance de cette opération de première importance est assurée dans les meilleures conditions. La soupe peut être mise en train en temps utile et suffisamment cuite à l'heure convenable.

Les chevaux peuvent manger une poignée de foin avant de boire, ce qui est indispensable pour éviter les coliques.

Dans l'après-midi, tout le personnel, officiers, hommes, chevaux, se repose ou est prêt à repartir s'il était nécessaire. Il suffit, pour arriver à ce résultat, que l'officier devançant la colonne soit en même temps chargé de l'approvisionnement, ce qui est toujours facile dans les routes à l'intérieur et pendant les manœuvres.

En campagne, l'officier chargé de réunir les subsistances marchant avec l'avant-garde, les distributions pourront toujours se faire une heure après l'arrivée.

Quand ce procédé sera inapplicable, on fera pour le mieux. L'utilisation du convoi auxiliaire, du train régimentaire et des carnets de réquisition, selon le cas, permettra toujours de se tirer d'affaire. Au besoin, on inversera les attelages des fourgons-forges et des voitures à vivres pour faire serrer ces dernières au trot en temps utile.

Les différentes visites seront, pour la même raison, fixées une heure avant l'abreuvoir et le repas du soir, afin de permettre à tous les gradés intéressés d'y assister et d'avoir tout le monde présent aux écuries à ce moment, qu'il faut choisir pour donner les ordres pour le lendemain (désignation des hommes ou des chevaux marchant avec le train régimentaire ou devançant la colonne; heure du réveil, du café, du sellage, du rassemblement et son point, que chacun peut aller reconnaître, etc., etc.); vérifier les réparations ou rectifications prescrites au harnachement. En un mot, communiquer aux intéressés tous les renseignements nécessaires et qu'il faut faire connaître d'avance pour éviter le désordre, les recherches à travers le cantonnement, les lenteurs et les galopades dans les rues qui n'en sont que trop souvent la conséquence.

Combien de blessures seront évitées en employant ce procédé aussi simple que logique!

Enfin, pour permettre au gradé qui dirige le train régimentaire d'en connaître la composition éventuelle, chaque maréchal des logis chef remet à une heure fixée les renseignements nécessaires concernant son escadron, au corps de garde.

Prise des avant-postes. — Lorsqu'en arrivant au gîte, la troupe doit se couvrir par des avant-postes, ce qui est la règle en campagne, et, la plupart du temps, aux manœuvres, la façon dont on les fait prendre n'occasionne qu'un surcroît de travail parfaitement supportable, ou constitue, au contraire, une épreuve tellement pénible que la troupe est vite exténuée et son effectif fortement diminué. Quel que soit le procédé employé pour le transport de la nourriture, si les avant-postes font suite à l'avant-garde, pour une même troupe, les hommes mangeront froid et les chevaux pas du tout. On ne peut, en effet, qualifier de repas les quelques poignées de foin ou d'avoine que les malheureux animaux pourront disputer au vent et à la boue, entre deux stations en vedette ou deux itinéraires de patrouilles.

La menace permanente d'une alerte, les nécessités du service exigent le maintien des chevaux sellés et suppriment la possibilité de leur donner aucun soin.

Maintenant que nous connaissons la situation d'une troupe employée aux avant-postes, voyons les conséquences qui vont en résulter si cette troupe a, au préalable, assuré le service d'avant garde.

Deux cas peuvent se présenter : ou bien le séjour est de quelque durée, ou bien la troupe, arrivée dans la journée, repart le lendemain.

Premier cas. — Après être partie plus tôt que la colonne et avoir parcouru au moins un tiers de chemin en plus aux allures vives, la fraction désignée pour le service de sûreté va se porter en avant du cantonnement pour couvrir l'installation de la troupe qu'elle est chargée de protéger. Certains groupes pousseront encore plus loin pour assurer l'occupation des points assignés aux avant-postes. Et, pendant que les hommes et les chevaux les moins fatigués vont pouvoir se reposer immédiatement, la portion détachée attendra jusqu'au lendemain pour pouvoir faire de même et les chevaux auront été sellés vingt-quatre heures au minimum.

Il est vrai que le séjour étant supposé de quelque durée, la troupe ainsi surmenée pourra se refaire à peu près. Un certain nombre de dos, cependant, témoigneront de l'exagération de l'effort demandé. Mais peut-on déterminer la durée de son séjour en campagne?

Deuxième cas. — Même travail en route, mêmes obligations à l'arrivée; même dénûment pendant l'arrêt, et, comme repos, l'étape suivante à subir. Dans quelles conditions? Nul ne le sait.

Mais, laissant de côté les hasards d'une campagne qui forment une base trop peu solide, prenons simplement deux journées consécutives de manœuvres ordinaires, en supposant simplement que les avant-postes ont été réellement en position jusqu'au départ du lendemain.

Les chevaux resteront sellés depuis quatre heures du matin, le jour de la prise du service, jusqu'à midi au moins le jour suivant. Soit au minimum trente-deux heures. Mettons trente heures pour avoir un chiffre rond, bien que, neuf fois sur dix, le chiffre trente-six serait plus exact.

On voit que dans les deux cas l'effort demandé est considérable et peut compromettre gravement la valeur de la troupe ainsi employée. Quelle en serait l'étendue en campagne, et, par suite, quelles en seraient les conséquences? Il est bien difficile de répondre. Dans tous les cas, ces conséquences pourraient devenir fort graves, et il serait bien coupable le chef qui s'y exposerait, alors qu'il est si simple de faire autrement la plupart du temps.

Mais, avant d'exposer le système à employer, je tiens à souligner à quoi on peut arriver avec le desseller tardif dans les deux cas énoncés ci-dessus et qui sont loin d'être particuliers puisque, chaque jour, une fraction plus ou moins importante y sera exposée.

Premier cas. — Les chevaux ayant travaillé vingt-quatre heures devront rester sellés $24 + 12 = 36$ heures, et, par conséquent, seront dessellés à la nuit, moment bien peu favorable.

Deuxième cas. — Les chevaux ayant travaillé trente heures devront rester sellés $30 + 15 = 45$ heures. Mais nous avons supposé l'arrivée au cantonnement à midi (l'heure sera cependant beaucoup plus tardive dans bien des cas). C'est donc à partir de midi qu'il faut compter les quinze heures supplémentaires, ce qui nous amène à 3 heures du matin, c'est-à-dire à l'heure où les autres chevaux vont être sellés pour la nouvelle étape, si le départ continue à être fixé à 4 heures. Inutile et même impossible de desseller les chevaux. On ne pourrait pas les soigner et repartir à l'heure prescrite, faute de lumière et de temps.

Comme on le voit, il n'y a plus de limite. Et, les heures s'ajoutant aux heures, il faudrait laisser les chevaux sellés jusqu'à la fin de leur existence pour observer la règle.

Un régiment de hussards qui prit part aux opérations de l'armée de la Loire n'ayant pu, soit par ordre, soit par suite des circonstances, desseller pendant huit jours consécutifs, a vu la peau du dos de tous ses chevaux collée aux couvertures.

Cet exemple doit nous servir de leçon pour le présent et pour l'avenir.

Le calcul ci-dessus dénote l'impossibilité d'appliquer ce système barbare qui ajoute, sans aucune raison valable, à un travail indispensable, un martyre nuisible à tous les points de vue.

Voyons maintenant comment on peut atténuer la fatigue des chevaux sans cesser d'assurer la sécurité de la troupe, qui doit être, bien entendu, la première préoccupation.

« En campagne, dit le général de Cointet dans ses *Instructions sur les marches*, si les chevaux doivent rester sellés et chargés au cantonnement ou au bivouac, *il n'en faut pas moins leur donner les soins habituels,* » et, par soins habituels, le général entend le desseller immédiat, le lavage et le massage du dos et des jambes, etc., etc.

C'est évidemment cette prescription qui est la bonne, non seulement parce qu'elle émane d'un officier général qui est un modèle accompli du chef de cavalerie, mais surtout parce qu'elle consacre une nécessité de premier ordre.

Voici comment je comprends son application :

1° *Fraction employée au service de sûreté.*

L'avant-garde protège la colonne pendant sa marche et son installation par les procédés habituels et réglementaires. La fraction nécessaire aux avant-postes (réguliers ou irréguliers), et prise dans un élément ayant marché avec la colonne, soigne ses chevaux dès l'arrivée, mange un repas chaud confectionné rapidement à l'aide de boîtes-chauffoirs, de potage condensé ou de denrées trouvées sur place, resselle et va relever l'avant-garde qui rentre au cantonnement et soigne à son tour ses hommes et ses chevaux.

Puisque nous parlons d'avant-garde, le peloton qui en forme la tête devra être changé de temps en temps pour répartir la fatigue entre les quatre pelotons de l'escadron. Son maintien pendant toute la marche le surmènerait outre mesure.

De même, si on sait d'avance qu'un peloton suffira pour assurer la protection de la colonne pendant son installation, l'escadron d'avant-garde fera marcher en tête, à tour de rôle, les trois autres pelotons, et le quatrième assurera la halte gardée. La fatigue sera ainsi également répartie.

Pour les mêmes raisons, la pointe d'avant-garde sera aussi changée dans chaque peloton. C'est par des précautions analogues, toujours faciles à prendre, que, tout en assurant mieux la régularité du service, on ménage les chevaux dans la limite du possible.

Le procédé indiqué ci-dessus a l'avantage de n'envoyer aux avant-postes que des hommes et des chevaux parfaitement en mesure d'assurer le service sans qu'il en résulte pour eux le moindre inconvénient, puisqu'ils ont pu, avant de partir, boire, manger et se délasser des fatigues de la route. Il permet, en outre, de donner à l'avant-garde un repos bien gagné qui est simplement diminué de trois heures environ. Enfin, il est conforme au règlement sur le service des armées en campagne, qui prescrit *d'assurer à la plus grande partie de la troupe un repos sans lequel elle serait promptement hors d'état de rendre aucun service.*

2° *Troupes en cantonnement d'alerte.*

On se hâte, en arrivant, de desseller et de soigner les chevaux en procédant par fractions dont l'importance est basée sur la situation, et en s'efforçant d'arriver à les soigner tous avant de repartir. Le relèvement des avant-postes et des patrouilles doit se faire en temps utile en s'inspirant de cette nécessité.

En un mot, et sans jamais compromettre la sécurité de la troupe ou sa capacité de combat, on agit de telle sorte que les chevaux et les hommes mangent et se reposent le plus possible pour qu'un départ inopiné ou un effort imprévu n'en diminue pas la valeur.

INSTALLATION ET CONDUITE DU TRAIN RÉGIMENTAIRE

Le train régimentaire est, sans contredit, la fraction la plus difficile à conduire, pour des raisons multiples dont les principales sont :

Les vitesses différentes des voitures qui le composent;

La présence des hommes à pied, des chevaux de main, des animaux blessés ou fatigués, etc., etc.

Un sectionnement bien entendu y remédiera en partie, et des haltes fréquentes préviendront un allongement exagéré.

Le commandant de ce détachement doit être un *officier* ou tout au moins un *adjudant*. On lui adjoint le nombre de sous-officiers nécessaire et chaque gradé commande un groupe. L'officier surveille l'ensemble et plus spécialement les chevaux de main des officiers (quand ils ne marchent pas au train de combat) et les chevaux blessés.

Les blessures, quoique légères, de beaucoup de chevaux mis aux bagages, au lieu de guérir en quelques jours, ne font qu'augmenter et deviennent souvent très sérieuses. La raison en est simple. Le commandant du train les a fait monter pour soulager des hommes à pied fatigués ou pour aller plus vite.

Il en est de même des chevaux de main des officiers qui, au lieu de marcher démontés la moitié de l'étape, sont montés tout le temps et souvent par de mauvais cavaliers qui les blessent.

Le seul moyen d'empêcher de pareils abus consiste, comme je l'ai déjà dit, à placer le train régimentaire sous les ordres d'un officier ou au moins d'un adjudant ; à choisir avec grand soin les cavaliers chargés de conduire les chevaux de main et à ne jamais faire porter le harnachement aux chevaux blessés. On croit soulager un cheval blessé en lui supprimant le cavalier sans lui retirer la selle. C'est une erreur et un danger. Neuf fois sur dix, les ballottements du harnachement aggravent la blessure.

Enfin l'installation du train régimentaire au cantonnement n'est pas sans importance.

D'abord, tous les gradés et hommes de troupe qui marchent avec lui doivent manger en route, afin de pouvoir, dès l'arrivée, s'occuper :

Les conducteurs et hommes montés, de l'installation des chevaux et des soins à leur donner (cette installation a dû être prévue par l'officier de logement et les différentes fractions de la colonne) :

Les ouvriers, de faire les réparations urgentes ;

Les hommes à pied, d'organiser le parc, prendre la garde de police, nettoyer les voitures, les graisser, etc. ;

Les gradés, de surveiller tous les détails de l'installation.

7° *Inobservation des prescriptions réglementaires.*

Elle peut s'appliquer à tous les détails de la marche, qu'il s'agisse d'une colonne, de petits groupes ou d'isolés.

a) *Rassemblement.* — « Ce qui ruine l'armée, hommes et chevaux, c'est ce qu'on appelle vulgairement les parties de Drogue, qu'il faut supprimer absolument.

» Si le chef se présente à cheval avant l'heure qu'il a fixée lui-même, s'il s'impatiente de la lenteur du temps, ou si, voyant tout le monde prêt, il se met en marche sans plus tarder, malheur à la pauvre troupe, malheur aux chevaux !

» En pareille circonstance il n'est pas rare de voir des escadrons sellés depuis une heure, attendre réunis, formés,

quelquefois même à cheval, une demi heure et plus avant
le moment de rompre. » (FAVVART-BASTOUL, *Des Marches*.)

Dans ces conditions, il n'y a plus de limite. Les hommes
ne dorment plus ; les chevaux sellés trop tôt, souvent dans
l'obscurité, se reposent mal, mangent à la diable et la cavalerie se ruine au repos.

Par contre, rien n'est plus triste que de voir une prise
d'armes fiévreuse, les cavaliers circulant au trot dans les
cantonnements, les rassemblements bruyants, les conver-
sations des hommes, les criailleries des gradés, les appels
à haute voix, une rupture mal exécutée, des distances perdues dès le point de départ, en un mot le désordre complet.

Pour éviter tous ces inconvénients, il suffit de tenir la
main à ce que les chefs d'écurie aient vérifié que tout est
en ordre, les hommes présents au réveil, les chevaux soignés, sellés à l'heure, et *pas avant*. Les appels se font d'un
coup d'œil. Puis le chef fait rompre devant lui, sans bruit,
avec calme, au pas, régulièrement. Il voit la colonne s'écou-
ler en entier. Alors seulement il gagne la tête et peu à peu
prend la vitesse réglementaire.

Si pour une cause quelconque on arrive trop tôt, tout le
monde met pied à terre, les officiers les premiers pour
donner l'exemple en cela comme en tout. Les hommes restent à la tête de leurs chevaux, prêts à remonter au premier
signal, donné assez à temps pour que les hommes puissent
remonter avec calme et que la troupe soit prête à entrer
dans la colonne sans arrêter celle-ci et sans provoquer
d'allongement.

b) *Changements d'allure. Leur alternance. Régularité. Cadence.* — « Une colonne ne marche qu'au pas et au trot. Le
pas est l'allure la plus habituelle en campagne ; on peut
même dire que c'est l'allure normale, parce que c'est elle
qui permet les longues marches, quel que soit le poids que
porte le cheval, quelles que soient les privations qu'il en-
dure, quels que soient les circonstances atmosphériques et

l'état du sol; et c'est elle qui ménage ses forces pour les efforts imprévus qu'on peut en exiger. C'est enfin en marchant au pas que l'on peut donner au service de sécurité toute son extension et toute son activité. » (Gⁱ de Cointet.)

« L'influence de la charge, quant à la fatigue, est loin d'être la même que celle de la vitesse.

» Dans la marche, le travail dépensé ou l'effort accompli est représenté par la moitié du poids multiplié par le carré de la vitesse.

» La masse se compose d'un poids fixe, celui du cheval, et d'un poids variable, celui de l'homme et de la charge.

» La vitesse peut également varier. Ces deux variables, poids porté et vitesse, n'ont pas la même importance. Le chargement n'est qu'une addition au poids du cheval, tandis que la vitesse est un multiplicateur élevé au carré. La vitesse est donc un facteur autrement grave que la charge. » (Colonel Maillard.)

Examinant au point de vue du cheval cet axiome : *La moindre dépense de force sera obtenue avec la vitesse moindre*, le général Lewal arrive aux conclusions suivantes :

1° Pour la même dépense de forces, le cheval fera beaucoup plus de chemin au trot qu'au galop, et beaucoup plus au pas qu'au trot ;

2° Pour la même distance parcourue, le cheval fatigue au trot environ deux fois un quart plus qu'au pas; au galop, un tiers de plus qu'au trot et trois fois plus qu'au pas.

Le pas reste donc l'allure des longs parcours, et comme à la guerre il s'agit moins d'aller vite que d'aller longtemps, on ne marche qu'au pas, à moins de nécessité d'ordre tactique. Il convient d'y ajouter de temps en temps un temps de trot pour réveiller les hommes et les chevaux.

« J'ai toujours remarqué, dit le commandant Dupuy, dans les longues marches que nous avons été appelés à faire en temps de paix ou d'armistice, que la quantité de chevaux blessés soit sur le garrot, soit sur les côtes, était fort considérable. Ce grave inconvénient tenait à une cause toute naturelle. Les cavaliers obligés d'être debout plusieurs heures avant celle du départ, pour panser et apprêter leurs chevaux, buvaient assez largement la goutte quand ils pouvaient se la procurer, et n'avaient pas fait une heure de marche que, le sommeil les gagnant, ils roulaient sur leurs selles, et par suite occasionnaient à leurs chevaux des blessures qui, quelques jours plus tard, obligeaient de les mettre à l'infirmerie et de les conduire en main. Cette fâcheuse conséquence eût pu être évitée si, au lieu de marcher *toujours au pas*, on eût fait prendre le trot à la troupe après une demi heure de route, en observant cependant de faire faire tête de colonne à chaque escadron, sauf à laisser reprendre les distances aux haltes ou au moment de l'arrivée au lieu de l'étape, de marcher au pas dans les montées et de faire mettre pied à terre dans les fortes descentes. Ainsi les cavaliers eussent été obligés de se tenir toujours tout droits sur leurs selles. Les chevaux eussent été moins fatigués. Quoique menés à une allure plus vive, ils n'eussent pas été exposés à des blessures qui les mettaient hors de service pendant plusieurs semaines : les distances eussent été plus rapidement franchies et les temps de repos par conséquent plus longs. »

Le commandant Dupuy a servi de 1798 à 1815.

Mais s'il faut arriver vite, force est d'employer le trot. Comment?

L'alternance normale que les chevaux peuvent supporter fort longtemps est de dix minutes au pas, soit un kilomètre, et de dix minutes au trot, soit deux kilomètres (en comptant cinq minutes par kilomètre). On obtient ainsi neuf kilomètres à l'heure, tout en diminuant la cadence du trot réglementaire qui est trop vite pour une grosse unité et qui, en tout cas, doit être considéré comme un maximum qu'on ne saurait jamais dépasser sans danger.

L'expérience prouve que la cadence du trot doit varier

entre 200 et 240 mètres à la minute *et être inversement pro-portionnelle à l'importance de la colonne.*

Si la cavalerie est accompagnée d'artillerie, dont les atte-lages ne peuvent pas donner plus de 220 mètres, exception-nellement, et 200 mètres en temps normal, c'est sur cette dernière cadence qu'il faudra se baser.

Si la vitesse de 9 kilomètres à l'heure est insuffisante, on doit chercher l'augmentation non dans la cadence, mais en prolongeant les temps de trot et en diminuant les temps de pas.

On peut à ce sujet se baser sur les conclusions sui-vantes :

« 1° Si le trot est soutenu plus de cinq kilomètres (à la cadence de 240 mètres par minute), il faut, de toute né-cessité, prolonger la durée du parcours au pas suivant et ensuite diminuer le train. Donc, nul avantage comme vi-tesse et, par contre, inconvénients sérieux comme fatigue générale, usure des membres, et par conséquent chances de blessures.

» 2° L'étendue des parcours au pas entre deux temps de trot ne doit, en aucun cas, descendre au-dessous d'un minimum de cinq minutes. » (FAUVART-BASTOUL, *Des Mar-ches.*)

Les changements d'allure doivent être progressifs et la régularité maintenue à tout prix. Rien ne ruine une troupe et ne provoque les blessures comme les à-coups fréquents qui nécessitent des changements ou des allongements d'allure. Une troupe ainsi conduite est ruinée d'avance, et, pour peu que la marche se prolonge, elle sera dans l'impos-sibilité de fournir un effort.

c) *Articulation des colonnes.* — L'articulation des colonnes est pour beaucoup dans les blessures. On peut même affirmer qu'elle y joue le rôle principal.

En principe, on ne doit trotter qu'en terrain plat, dit le règlement ; à la rigueur, on peut également, mais d'une façon tout à fait accidentelle, trotter aux montées, bien que l'effort du cheval devienne très accentué.

Mais ce qu'il faut proscrire absolument, à moins de nécessité absolue, c'est le trot aux descentes, qui met la selle sur les épaules et en meurtrit la base, surtout depuis la suppression de la croupière, qui maintenait encore la selle à peu près en place.

Si la descente est accentuée, il ne faut pas hésiter à mettre pied à terre pour soulager le cheval. Aux montées, au contraire, il ne faut jamais mettre pied à terre, à moins que le terrain ne soit complètement abrupt. Le cheval, livré à peu près à lui-même, baisse le nez et balance la tête de droite à gauche. Ce balancement se transmet à l'encolure, aux épaules et par suite à la couverture et au paquetage. De là des frottements, des déplacements qui, surtout si la peau est en moiteur, peuvent causer des blessures. En outre, pour reposer le cheval on fatigue le cavalier, « qui doit allonger le pas pour se maintenir à la hauteur de l'épaule, et cela en montant. Le cavalier essoufflé, mécontent, fatigué, remonte à cheval plus ou moins lourdement... effort sérieux, on dirait qu'il monte à l'assaut! C'est grand hasard s'il ne fait pas tourner la selle; tout au moins il la déplace et ajoute ainsi une nouvelle cause de blessure à la précédente.

» Une fois en selle, il éprouve le besoin de se délasser; il se laisse aller, se balance à son tour, et c'est surtout alors qu'on peut appliquer la remarque si judicieuse de l'instruction pratique de 1884. Le cavalier, fatigué, fatigue à son tour son cheval et souvent le blesse.

» Comme conclusion nous dirons : *Les pentes rapides sont descendues à pied. Quant aux montées, plutôt que de mettre pied à terre, mieux vaut marcher au pas quelques centaines de mètres de plus lorsqu'on est arrivé au sommet de la côte. Cela repose autant le cheval, ne l'expose pas à se blesser et ne prend pas plus de temps.* » (FAUVART-BASTOUL, *Des Marches.*)

Il s'ensuit que la colonne doit être articulée de telle sorte que chaque élément vienne prendre le trot au même point, sauf à prolonger cette allure jusqu'à ce que l'allongement momentané ait disparu.

L'escadron est l'unité de marche normale en pareil cas. On descendra au peloton chaque fois que la colonne ne dépassera pas l'effectif d'un régiment ou quand la chaleur et la poussière rendront indispensable l'aération de la colonne.

Bien entendu, à proximité de l'ennemi, toute autre considération que la nécessité tactique du moment doit disparaître. Mais vouloir trouver des routes où un régiment, entier et, à plus forte raison, une unité supérieure, peut prendre le trot ou passer au pas en même temps, c'est s'exposer à faire toujours trotter une fraction quelconque soit en montant, soit en descendant. Nous en avons signalé les effets désastreux.

« Sous peine de fatigue extrême pour les chevaux, des alternances d'allure communes à toutes les unités d'une colonne profonde ne sont possibles que sur des routes planes ou très légèrement accidentées. Sur celles à pentes sensibles, l'alternance doit être successive, c'est-à-dire que chaque unité de marche (escadron) prend successivement la nouvelle allure au même point que sa devancière. » (Général DE COINTET. *Des Marches.*)

De plus, les fractions de queue ayant toujours plus de fatigue et celle de tête fournissant l'avant-garde, il est de toute nécessité d'alterner les éléments (brigades dans la division ; régiments dans la brigade ; demi-régiments et escadrons dans le régiment ; pelotons dans l'escadron). Faute de ce soin, ce sont toujours les mêmes unités qui fournissent le plus grand effort, au détriment, bien entendu, de l'état des chevaux en général et de leur dos en particulier.

Dans le même but, les officiers de l'état-major, marchant

en tête d'une unité, doivent toujours être suivis de leur ordonnance pour ne pas avoir à prendre un cavalier pour tenir leur cheval quand on met pied à terre. Ces hommes marchent avec la fraction qui suit immédiatement l'officier, afin de rester à sa portée.

Voici, d'après M. le général de Cointet, les considérations qui doivent régler l'ordre de marche, diminuer l'allongement et régler les passages de défilés :

Ordre de marche. — L'ordre de marche est de deux sortes : en colonne pleine et en colonne ouverte.

La colonne pleine est la colonne dite de route, et celle par *quatre* est de beaucoup la plus employée parce qu'en raison de son front elle correspond à la généralité des chemins, qui sont de deux voies de voiture.

Si la route est moins large, il faut marcher par *deux*. Cette dernière colonne a l'inconvénient d'être lourde à manier, de mal se prêter aux évolutions rapides, d'être étouffante par la chaleur et la poussière, sujette aux à-coups et aux allongements qui exagèrent sa profondeur, déjà de moitié, à peu près, supérieure au front.

En revanche, la liaison intime des divers éléments n'étant pas indispensable, les cavaliers peuvent prendre entre eux de l'aisance et choisir leur terrain de parcours.

On peut, si la largeur de la route s'y prête, aérer cette colonne en l'ouvrant de chaque côté, le milieu restant libre.

La colonne ouverte est la colonne par pelotons. Elle est égale au front, très maniable, la plus propre à toute manœuvre et bien aérée. L'allongement y est ou momentané ou peu sensible; les à-coups y sont faciles à éviter.

Si l'on maintient constamment les pelotons compacts, les chevaux manquent parfois d'aisance et les cavaliers ne peuvent choisir leur terrain. On peut remédier à ces inconvénients par les marches à volonté.

Il est toutefois peu de routes où l'on puisse marcher dans cet ordre, surtout avec des pelotons de 16 files. Mais sur toutes les grandes routes on peut le faire dans l'ordre en colonne par sections de nos anciennes ordonnances, qui est, comme la colonne par pelotons, une colonne ouverte égale au front; tout aussi maniable, mais un peu plus sujette à l'allongement et aux à-coups.

La colonne par sections ne doit pas s'appliquer à l'escadron de 48 files, car ce serait une colonne pleine plus lourde et plus fatigante que la colonne par quatre, en ce qu'elle laisserait moins d'aisance dans l'intérieur de la colonne et ne serait susceptible que d'une rupture irrégulière qui lui donnerait plus de profondeur qu'à la colonne par quatre.

En campagne, on a toujours intérêt à réduire la profondeur des colonnes. A portée de l'ennemi, cela s'impose impérieusement, et plus encore pour la cavalerie que pour l'infanterie, parce que ses têtes de colonne ne peuvent, comme celles de cette dernière, opposer aux efforts de l'ennemi une résistance passive prolongée.

Il faut donc prendre le plus grand front possible et un ordre de manœuvre, sauf à faire quitter la route aux escadrons et à les faire marcher à travers champs, si l'état du sol le permet.

Allongement. — A la question de la profondeur des colonnes se lie celle de leur allongement.

Dans la colonne de route, l'allongement est constant. On l'estime égal au *sixième* de la profondeur dans les conditions les plus défavorables. Au delà, c'est le fait de circonstances tout particulièrement mauvaises.

Il tend aussi à augmenter en proportion de la profondeur de la colonne pleine et s'accentue sensiblement lorsqu'on passe du pas au trot, le changement d'allure n'étant pas simultané dans toute l'étendue de la colonne, mais plus ou moins rapidement successif, suivant l'attention des officiers à stimuler leurs hommes à rompre de bonne heure.

En revanche, il se produit un resserrement également successif lorsqu'on passe du trot au pas.

De ce fait, on doit conclure que, dans les alternances d'allure, les temps de pas ne doivent pas être trop courts pour que toutes les unités passent par cette alternance. Sans cela, après un temps de pas, la tête de colonne reprendrait le trot avant que les dernières unités aient achevé leur resserrement, et ces unités ne quitteraient pas le trot. C'est ce qui arriverait dans une colonne profonde, comme une colonne de division, avec des temps de pas de 500 mètres seulement ou même de 1.000 mètres.

Pour assurer des alternances d'allure égales à toutes les unités de la colonne, il convient de laisser entre elles une certaine distance. En thèse générale, il suffit qu'elle soit égale au maximum de leur allongement, c'est à-dire au quart de leur profondeur. Ce qui revient à transformer la colonne pleine en une sorte de colonne ouverte, et a, en outre, l'avantage de l'aérer.

Comme conséquence de l'allongement qui se produit entre les files dans la rupture, il y a tendance de leur part à regagner la distance perdue par une accélération d'allure qui, se propageant de proche en proche, ne tarde pas à dégénérer en une allure désordonnée. Il en est de même partout où la route offre quelques difficultés de parcours, même insignifiantes, qui entraînent un ralentissement momentané plus ou moins marqué. A cette rupture de l'allure correspondent fatalement des à-coups dans le resserrement de la distance.

C'est aux officiers de prévenir ce désordre, et il suffit pour cela que les chefs de peloton marchent toujours à la tête de leur peloton; que dans les changements d'allure ils maintiennent la tête de leur troupe à la vitesse strictement réglementaire; qu'après un passage difficile ils attendent que tous leurs cavaliers l'aient franchi pour serrer à leur distance, soit en doublant régulièrement l'allure, si la colonne marche au pas, soit en attendant qu'elle marche au pas, si elle marche au trot.

De la plus ou moins grande longueur du passage difficile et de sa difficulté résultent un fractionnement momentané, et, par suite, un allongement plus ou moins sensible de la colonne. Les diverses unités peuvent même être forcées de s'arrêter et de se remettre successivement en mouvement. Mais ces inconvénients ne sont rien en comparaison de l'irrégularité des allures, du désordre, des à-coups qu'il faut éviter avant tout.

Passage des défilés. — Les défilés que forme la route forcent le plus habituellement à dédoubler la colonne par quatre ou à rompre la colonne de pelotons ou de sections. Et comme le passage d'un défilé est toujours un moment critique, il est de principe de le passer rapidement, c'est-à-dire au trot.

Le dédoublement de la colonne par quatre double, à peu près, sa profondeur, et, dans une division avec son artillerie, il faut encore compter deux cinquièmes en plus. Il n'est donc achevé que lorsque la tête de la colonne a marché au trot une distance de quelques centaines de mètres, inférieure à la moitié de la longueur de la colonne.

Pour se reformer par quatre, la queue aura à trotter la même distance. Ce qui donne, pour une division dont les escadrons sont à 64 files et avec allongement du quart : 5.200 mètres s'il y a une brigade d'avant-garde ; 6.200 mètres s'il n'y a qu'un régiment. Il y a, en outre, lieu d'ajouter à cette distance la longueur du défilé.

On voit quelle fatigue, pour une forte colonne, résulte du dédoublement sans arrêter. Aussi, toutes les fois que cela est possible, faut-il la masser au delà du défilé, souvent même en deçà et au delà, mais sans qu'il soit nécessaire d'attendre qu'elle soit entièrement massée pour rompre à nouveau.

Si, au delà du défilé, on ne peut pas ou on ne veut pas

masser la colonne et qu'on doive revenir à la colonne par quatre, il faut arrêter en deçà du défilé, dédoubler de pied ferme et arrêter la tête, après l'avoir franchi, à une distance égale à la profondeur de la colonne par quatre. Soit environ 3.000 à 3.500 mètres, auxquels il faut ajouter la profondeur du défilé.

Cette distance devant être parcourue au trot par chaque fraction, si la longueur du défilé est considérable, il faut, à moins d'urgence absolue, couper le parcours par un temps de pas.

La profondeur de la colonne par quatre avec l'artillerie n'étant supérieure que d'un peu moins de moitié à celle de la colonne par pelotons, pour rompre cette colonne par quatre, la tête n'a qu'à marcher au trot une distance égale à la profondeur de la colonne par quatre.

De même pour la queue lorsqu'on reforme la colonne par pelotons. Si le défilé est court, on peut ne pas arrêter la colonne; dans le cas contraire, il convient d'agir comme pour le dédoublement de la colonne de route et de masser la colonne au delà du défilé.

Il en est de même pour la colonne par sections, bien que la distance à parcourir au trot soit un peu plus considérable en raison de l'allongement inhérent à cette colonne.

d) *Police des marches.* — L'attitude des cavaliers, la régularité de la formation de marche, les arrêts sans permission, la cadence de l'allure devant être surveillés de très près, les officiers de peloton doivent exercer une police très sévère pendant la marche. Pour cela, placés à hauteur de la fraction de tête de leur peloton, si l'escadron est régulièrement formé par quatre, ou en avant de cette fraction, si le peloton fait tête de colonne, ils règlent l'allure et les modifications à y apporter. Un sous-officier reste en queue pour relever toute infraction, exiger une position régulière et juger de l'opportunité d'un arrêt exceptionnel.

Dans ce dernier cas, il ne l'autorise qu'après être venu rendre compte à l'officier, qui décide.

Hâtons nous de dire que cette police sera singulièrement facilitée si le chef de la colonne a soin de faire, en temps utile, les haltes indispensables : une après le premier temps de trot ou au bout d'une demi-heure si on ne marche qu'au pas, pour laisser vider les chevaux et les ressangler au point définitif et permettre aux hommes de prendre leurs précautions ; les autres ont lieu de deux heures en deux heures.

Chaque fois qu'on s'arrête, les hommes doivent connaître la durée des haltes et le temps approximatif qui s'écoulera avant la halte suivante.

La reprise de la marche après une halte est aussi d'une importance capitale. Trop précipitée après le commandement à cheval, bon nombre de cavaliers (ceux qui tiennent les chevaux des officiers et des sous officiers en particulier) remontent précipitamment, et par conséquent dans de mauvaises conditions. S'ils prennent leur temps pour remonter, les distances perdues se rattrapent brusquement, d'où chances de blessures.

Il faut donc attendre que tout le monde soit à cheval avant de repartir. Les quelques minutes de retard qui en résultent seront, au besoin, compensées par un temps de trot, beaucoup moins pernicieux pour le dos des chevaux que ce départ en débandade.

e) Choix du terrain. — Le choix judicieux du terrain, chaque fois qu'on le peut, supprime beaucoup de fatigue et, par suite, de blessures. Sur les routes, le règlement conseille les bas côtés. Mais il est évident que cette partie ne doit être choisie de préférence qu'autant qu'elle est la meilleure. De même, si la proximité de l'ennemi nécessite la marche à travers champs pour avoir une formation concentrée, il ne faut pas tomber dans l'exagération et faire de nombreux kilomètres dans cet ordre sans nécessité.

La nature du sol doit être également envisagée. Car s'il est prouvé que la cavalerie, même en grandes masses, peut passer partout, il n'en est pas moins certain que de fortes ondulations, un terrain coupé de nombreux obstacles même peu importants, nécessitent des ruptures fréquentes, des formations rapides, des à-coups répétés, et par suite éreintent la troupe sans augmenter sa vitesse de progression, qu'ils retardent même souvent.

Les ballottements constants du harnachement causent en outre de nombreuses blessures. Toutes ces éventualités doivent donc entrer en ligne de compte, et les routes ne seront abandonnées qu'en présence d'une nécessité tactique bien définie, devant laquelle toute autre considération doit disparaître.

Mais lorsque la marche à travers champs s'imposera, le chef de la troupe devra se conformer strictement aux procédés indiqués pour le passage des défilés, et arrêter la tête pour laisser rejoindre les éléments de queue chaque fois qu'une cause quelconque aura provoqué un allongement accentué ou un dédoublement. Faute de cette précaution, les allures deviendraient bien vite désordonnées, et les conséquences que nous connaissons en seraient la suite inévitable.

Du reste, la nécessité de battre sérieusement l'estrade en avant et sur les flancs d'une troupe ainsi exposée à une rencontre fortuite amènera tout naturellement à ce mode de procéder. Il y a donc double avantage à opérer de la sorte, puisque, tout en ménageant ses forces, le chef peut mieux apprécier la situation, connaître son terrain et orienter le combat.

f) *Service dans les postes de correspondance.* — Souvent les chefs des postes de correspondance ne tiennent pas la main à l'observation des prescriptions relatives à l'homme, qui doit toujours être prêt à marcher. Ce dernier reste trop longtemps à cheval et fatigue inutilement sa monture, ou monte précipitamment sans qu'on l'aide, déplace plus ou moins son paquetage et blesse son cheval.

Tout homme désigné pour marcher doit avoir soigné son cheval, se faire aider pour monter et être assez attentif pour se trouver prêt à partir dans de bonnes conditions, au moment voulu. Ces précautions sont d'autant plus indispensables que les chevaux employés à la correspondance vont toujours aux allures vives et, par suite, fournissent un effort considérable.

Le chef de poste doit en outre exiger, à l'arrivée d'une estafette, que le cheval soit bouchonné avec soin s'il a chaud, placé à l'abri si on le peut, etc., etc.

g) *Choix des jalonneurs.* — Les hommes qui font le service de jalonneurs doivent avoir des chevaux très calmes et froids. Employer à ce service un cheval chaud, ennemi de la solitude, c'est mettre l'homme au supplice, lui rendre très difficile l'accomplissement de sa mission et ruiner le cheval. Généralement on désigne les jalonneurs au hasard, et les conséquences sont souvent fort graves.

8° CAUSES IMPUTABLES AU CAVALIER.

a) *Position défectueuse à cheval.* — Par son attitude à cheval, sa manière de monter, de seller et desseller, de soigner le dos, etc., etc., le cavalier peut, dans une très large part, contribuer à la diminution ou à l'augmentation des blessures et de leur gravité.

On ne saurait donc trop exiger une position toujours correcte, réprimander vertement les hommes qui s'abandonnent, surtout dans un arrêt momentané, pendant les longues marches au pas, les marches de nuit, qui ne dégagent pas l'arrière-main en gravissant de fortes rampes, etc. Tout cavalier qui s'oublie de la sorte doit être mis à pied pour un temps plus ou moins long, suivant le cas.

b) *Trotter toujours sur le même diagonal: galoper sur le même pied, etc.* — Le fait de trotter toujours sur le même diagonal, de galoper sur le même pied, amène une compression ou des chocs toujours aux mêmes points et détermine forcément des blessures. Les cavaliers doivent donc être dressés de longue main à répartir l'effort demandé au cheval également sur les quatre membres.

La tenue des rênes et la position de tête des chevaux seront l'objet d'une surveillance spéciale. L'homme a la mauvaise habitude de laisser son cheval dans le vide et de ne lui demander l'appui que par à coups. Tout animal monté de la sorte manque de confiance dans la main qui le conduit, marche sur les épaules ou porte au vent, suivant sa conformation et son tempérament. Dans les deux cas, le harnachement ne reste jamais à sa place et les chances de blessures sont constantes. En outre, le cavalier ne laisse jamais au cheval la possibilité d'étendre l'encolure. Ce dernier, pour se reposer, encense ou plonge, ce qui provoque du désordre dans l'allure et entraîne, pour le dos, les inconvénients déjà signalés, sans compter les risques de chute lorsque, par ses aspérités ou son inclinaison, le sol y prédispose.

On évitera tous ces dangers en exigeant l'application des règles suivantes :

En passant au pas ou à l'arrêt, le cavalier demandera ou laissera faire la descente de main.

Pendant l'arrêt, les rênes seront tendues complétement à bout pour laisser les chevaux se reposer en toute liberté.

Le cavalier partant du repos ne se mettra jamais en marche sans avoir, au préalable, ajusté convenablement ses rênes et rassemblé son cheval.

Dans aucun cas, sauf la charge et le saut, les quatre rênes ne seront également tendues lorsque le mors est muni d'une gourmette. Si cette dernière manque ou a été supprimée volontairement, les deux mors constituent un double filet dont les rênes doivent être maintenues égales, tenues deux dans chaque main, séparées par le petit doigt, la rène de filet à l'extérieur.

Au trot, au galop et à toutes les allures, quand on a le sabre à la main, les chevaux seront rassemblés et montés sur la bride, au pas sur le filet.

c) Manière de seller et de desseller en selle paquetée. — La manière de seller et de desseller en selle paquetée est aussi pour beaucoup dans les chances de blessures.

Le paquetage est d'un poids trop élevé pour qu'un homme seul puisse seller son cheval convenablement. On exigera donc que les cavaliers se mettent toujours à deux pour seller. Un officier ou un sous-officier resté seul avec un cavalier n'hésitera pas à l'aider chaque fois qu'il sera nécessaire de replacer le harnachement, assurant ainsi l'intégrité des dos et l'observation de cette prescription essentielle, à laquelle l'homme se conformera d'autant mieux qu'il en comprendra l'importance par l'intervention personnelle de son chef.

Le paquetage soulevé au-dessus de la croupe est posé bien à sa place sur la couverture convenablement disposée ; tous les accessoires (faux quartiers, poches à fer, courroie porte-sabre, etc.) disposés comme il convient, et cela des deux côtés à la fois ; la sangle bien mise à plat sera serrée modérément, resserrée d'un trou au moment de partir pour le rassemblement et mise au point voulu en montant à cheval. Sa position sera vérifiée à toutes les haltes. Chaque fois que ces dernières seront d'une durée appréciable et faites en vue du repos, les sangles seront desserrées. Les muscles qui recouvrent les côtes ont, en effet, autant besoin que les autres de moments de repos pour que la circulation y reprenne son cours normal que la compression prolongée entrave plus ou moins.

Le maintien en place du harnachement dépendant en grande partie du passage des sangles, il convient de le former dès le début bien à sa place. Certains chevaux l'ont naturellement bien dessiné. Mais beaucoup d'autres ont besoin d'une préparation spéciale. Cette préparation sera commencée dès le début du dressage et continuée, pendant le travail, en replaçant la sangle autant de fois qu'il sera nécessaire : à l'écurie, à l'aide d'un surfaix maintenu chaque jour pendant quelques heures.

Que le passage des sangles soit bien ou mal dessiné, on évitera en sanglant de gaufrer la couverture et la peau du cheval qui, rebroussée, ne redescend qu'incomplètement à sa place normale en formant des plis. La pression de la sangle et de la jambe du cavalier y détermine forcément des coupures. Pour la même raison, ne jamais sangler étant à cheval. Si, malgré les précautions prises, le gaufrage s'est produit, le cavalier ramènera la peau à sa place et remettra la couverture à plat par des pressions répétées de la main dirigée de haut en bas.

Enfin le serrage de la sangle peut faire brider la couverture sur la ligne du dos et le garrot. Pour éviter ce danger, le cavalier placé à droite, après avoir passé la sangle à son camarade, engage ses deux mains à plat sous la couverture, la droite au garrot, la gauche au rognon, et les soulève en prenant appui sur l'extrémité des doigts pendant que la sangle se serre. La couverture ainsi maintenue ne peut plus brider.

Généralement les cavaliers soulèvent bien la couverture près du garrot avant de sangler, mais ne la maintiennent pas soulevée en attachant la sangle. Le serrage de celle-ci la fait forcément redescendre.

Le même inconvénient se produit lorsque, pendant les haltes, on se contente de passer la main sur le garrot et le rognon pour relever la couverture, parce que cette dernière, soulevée trop légèrement, reprend sa position bridée et tendue dès que le cavalier est remonté à cheval.

Les cavaliers allemands passent la corde à fourrage en

dessous de la couverture pour la soulever dans toute sa longueur pendant le sanglage, et la retirent ensuite par la croupe. Ce procédé leur donne de bons résultats, mais il est impraticable chez nous en raison de l'exiguïté des couvertures.

Il est regrettable de constater la mauvaise qualité de cet effet en France et ses dimensions restreintes, alors que dans toutes les autres cavaleries européennes il est irréprochable sous tous les rapports.

Les mêmes précautions que ci-dessus doivent être prises lorsqu'on enlève la selle, pour ne pas entraîner la couverture avec le paquetage.

d) *Manière de monter à cheval et d'en descendre.* — En conservant la manière réglementaire de monter à cheval lorsque la selle est paquetée, le cavalier fait tourner la selle de droite à gauche; une fois à cheval il la remet d'aplomb par une pesée sur l'étrier droit, ce qui imprime au harnachement un mouvement latéral de gauche à droite.

Pour mettre pied à terre, les deux mêmes déplacements se reproduisent. Par suite, dans une route ordinaire comportant *trois* haltes par exemple, le paquetage aura été, de ce chef, déplacé au moins *huit* fois. Ce chiffre est un minimum qui s'augmente de *deux* unités par arrêt supplémentaire, soit que le nombre des haltes augmente, soit que le cavalier s'arrête isolément.

Comment le cheval pourrait-il résister à un pareil frottement qui gaufre la couverture, rebrousse les poils, déplace la sangle et produit un pincement de la peau des côtes entre les branches de la sangle et des faux quartiers? Pour remédier à cet inconvénient, voici le procédé que je conseille :

Monter à cheval. — A l'indication du capitaine commandant, les numéros *impairs* font face à l'épaule du cheval du côté montoir, prennent les crins de la main gauche, les rênes de la main droite, un doigt entre chaque rêne, sai sissent de cette main le pommeau, les doigts repliés en dessous pour l'embrasser fortement, et replient la jambe gauche de telle sorte qu'elle soit perpendiculaire à la cuisse.

Les numéros *pairs* passent les rênes gauches de leurs chevaux dans le bras gauche et placent la main droite, le dos en dessous, au milieu de la jambe repliée des numéros impairs. Ceux-ci se replient sur la jambe droite et la détendent en faisant effort sur les poignets (surtout le droit), comme s'ils voulaient sauter à cheval. En même temps que cet effort se produit, les numéros pairs font effort avec leur bras droit de bas en haut et enlèvent pour ainsi dire les numéros impairs, dont la ceinture arrive naturellement au-dessus du bord supérieur de l'encolure. Résistant alors fortement de la main droite, soutenus en l'air par la jambe gauche, ceux-ci n'ont plus qu'à passer la jambe droite par-dessus la croupe et se trouvent en selle d'aplomb tout naturellement sans que le harnachement ait bougé.

Ce procédé est employé quotidiennement par les jockeys. Tous les cavaliers de petite taille, montant généralement de grands chevaux, devraient toujours y avoir recours.

Cette façon de monter doit encore s'employer avec un jeune cheval difficile au montoir, car elle supprime le grattement du flanc avec la pointe du pied gauche, cause fréquente de sa mobilité.

Dès que les numéros impairs sont en selle, chacun d'eux appuie sa main gauche sur la sacoche droite et chausse avec son pied gauche l'étrier droit de son voisin de gauche (qui vient de l'aider). Celui-ci, faisant lestement le tour de son cheval, par la tête, monte en mettant le pied à l'étrier, mais cette fois sans inconvénient puisque son paquetage est maintenu en place par le pied et la main gauche de son camarade. Les petits groupes doivent agir de même. Les cavaliers isolés utilisent les bornes, les trottoirs, les bas côtés ou les fossés des routes pour éviter de déplacer leur paquetage, que personne ne peut leur maintenir en place.

Pied à terre. — Il faut sauter à terre d'après les principes énoncés dans le règlement, en les observant scrupuleusement, car chacune des prescriptions qu'il contient a sa nécessité :

« ..... *s'enlever sur les poignets :* rapporter la cuisse droite à côté de la gauche ; rester un instant dans cette position et arriver légèrement à terre. »

En s'élevant sur les poignets, l'assiette est dégagée et la jambe droite passe facilement par-dessus la charge de derrière, surtout si l'on a soin de plier fortement le genou droit. Le maintien du pied gauche dans l'étrier rend excessivement facile le soutien du corps droit sur les poignets et l'action de rapporter la jambe droite à côté de la gauche. Dans ces conditions, aucun accident n'est à craindre.

Mais, au lieu de faire ce mouvement en deux temps parfaitement distincts, la plupart des cavaliers cherchent à jeter leur jambe droite tendue en arrière et à gauche. Leur éperon décrit ainsi un cercle assez étendu et peut venir blesser le voisin de gauche, si les cavaliers sont restés botte à botte.

Du reste, ce cas est fort rare, et l'accident en question se produit beaucoup plus souvent lorsqu'un cavalier, en retard pour sauter à terre, le fait sans remarquer la présence, à sa gauche, d'un camarade qui est en train de lever le pied droit de son cheval.

Dans la descente en troupe, il est impossible si, comme on doit toujours le faire, même étant formés sur un rang, les numéros impairs se portent en avant d'une longueur.

e) *Arrêts pendant les marches.* — En parlant de la marche j'ai affirmé la nécessité des haltes et de la surveillance rigoureuse que les chefs de peloton devaient exercer pour empêcher tout arrêt isolé dont ils n'auraient pu apprécier l'opportunité. En voici la raison :

Tout cavalier qui reste en arrière le fait pour l'une des quatre causes suivantes :

Blessures.

Il est indisposé ou blessé ;

Il a besoin de vérifier les membres ou les pieds de son cheval qui boite, a une pierre dans le pied, un coup de pied, ou est déferré ;

Il est nécessaire de replacer son paquetage ;

Il veut s'isoler de la colonne pour entrer dans un cabaret, parler à quelqu'un de connaissance ou, en campagne, abandonner son escadron.

Pour les deux premiers motifs, l'homme a besoin d'aide. Les haltes judicieusement espacées et convenablement utilisées supprimeront le troisième. Quant au quatrième, on ne saurait l'admettre en aucun cas.

Mais quel que soit le motif, l'homme qui s'arrête ne doit jamais le faire de lui même ni rester isolé. Informé de la raison alléguée, le chef de peloton désigne soit un brigadier, soit le maréchal, accompagnés ou non de leurs camarades de lit, pour l'aider ou le confier au médecin qui suit la colonne, tenir son cheval, etc.

Parmi les multiples raisons qui justifient la prescription ci dessus, je ne relève ici que celle relative à la conservation du dos du cheval. Les hommes qui restent en arrière, surtout s'ils l'ont fait sans autorisation, se hâtent de remonter à cheval et le font généralement dans de mauvaises conditions. En outre, ils regagnent leur place à des allures désordonnées. Or, rien n'est plus pénible, à tous les points de vue, que de voir ces arrêts et ces galopades non interrompus le long d'une colonne.

On évite ce désordre et les inconvénients qui en résultent en prescrivant à tout groupe qui s'arrête de rejoindre son unité en ordre, à des allures parfaitement réglées et au trot réglementaire, dont on prolonge la durée s'il est nécessaire, sans jamais augmenter la cadence. Par suite, si la colonne trotte quand le groupe se remet en route, il se place à hauteur ou en queue de l'unité qui passe devant lui à ce moment, et continue au trot pour la dépasser lorsqu'elle prend le pas, en évitant toutefois de trotter aux descentes ou sur les fortes rampes, quitte à retarder son retour à l'unité dont il dépend.

Pour terminer la nomenclature des causes de blessure qu'on doit imputer au cavalier, il convient de citer le manque de soins aux chevaux des isolés rentrant au cantonnement après le gros de la colonne (estafettes, hommes provenant de patrouilles, etc., etc.). Ces cavaliers peu surveillés, souvent même livrés à eux-mêmes, plus ou moins fatigués, négligent souvent leurs chevaux alors que ces derniers auraient besoin de plus de précautions puisqu'ils ont travaillé davantage.

Évidemment ces chevaux ainsi abandonnés seront dans de bien mauvaises conditions pour repartir le lendemain. De plus, une pareille négligence dénote des cavaliers mal dressés, insouciants, indignes de surcharger l'animal qu'ils traitent de la sorte. La mise à pied dans les conditions aussi rigoureuses que possible et pour un temps prolongé doit être la règle en pareil cas.

Mais comme il vaut mieux prévenir les fautes que les réprimer, on se trouvera bien d'exiger que tout isolé rentrant au cantonnement se présente au chef de poste et en reçoive attestation écrite de l'heure de l'arrivée et de l'état du cheval.

Le chef du peloton auquel l'homme appartient est prévenu immédiatement et, suivant le cas, va lui-même assister au desseller ou désigne un gradé pour le remplacer dans cet examen.

Lorsque l'homme croit avoir suffisamment pansé son cheval, il le présente de nouveau à son sous-officier de peloton et ne s'occupe de lui qu'après en avoir reçu l'autorisation de ce dernier.

Si, par suite d'un service exceptionnel, l'homme et le cheval ont autant l'un que l'autre besoin de soins immédiats, l'officier de peloton fait aider le camarade de lit et

assure par des mesures judicieuses la remise en état de
l'un et de l'autre.

f) *Couvertures mal placées, mal pliées, etc.* — Si la couverture est mal pliée, mal placée sur le dos, présente une cou-
ture grossière, une pièce mal mise, un ravaudage en contact avec la peau, ou si elle contient dans ses plis du crot-
tin, des grains d'avoine, des copeaux, du gravier ou tout
autre corps étranger, le cheval sera certainement blessé.

Il suffira de prescrire et d'exiger le battage de la couverture et son foulonnage, comme nous l'avons déjà dit, et, de
plus, d'interdire formellement que les hommes s'en servent
pour se coucher. Le manteau doit leur suffire. C'est, en
effet, pendant la nuit que les couvertures prennent tous ces
corps étrangers qui occasionnent des blessures d'autant
plus facilement que les hommes ne les secouent jamais
avant de les mettre sur le dos du cheval avant de seller.

Cette précaution doit être prise chaque fois qu'on place
la couverture sur le dos, et ce dernier essuyé au torchon
dans le sens du poil, en garnison comme en route, de telle
sorte que ces deux opérations soient tellement familières
aux hommes qu'ils les pratiquent machinalement.

g) *Manque de précaution avec les chevaux tondus.* — Lorsqu'on couvre les chevaux à l'écurie, le surfaix est généralement trop serré, ce qui occasionne des blessures en arrière
du garrot. On les évitera en interposant un tampon de
paille ou même un coussinet de drap rempli de crin végétal, analogue à ceux cousus aux surfaix d'officier, entre la
couverture et le tissu. Le dos ainsi protégé ne peut pas se
blesser. La confection de ces coussinets est très simple et
peut se faire par les tailleurs des escadrons avec des man-
teaux réformés, de vieilles basanes et du crin pris chez le
maître sellier.

Il faut bien se garder de tondre l'emplacement de la selle
pour les rares chevaux auxquels on pratique cette opération, très mauvaise en principe. Le poil d'un cheval tondu

reste toujours vilain et il est presque indispensable de recommencer l'opération chaque année. En outre, lorsque les poils repoussent, ils sont droits, raides, cassants et s'usent très vite par le frottement. Tous ces inconvénients sont incompatibles avec la résistance que le dos doit présenter. La fourrure qui le recouvre est une matelassure naturelle qu'on doit respecter et entretenir soigneusement.

h) *Sellage hâtif. Sellage de nuit.* — Les sellages anticipés doivent être formellement proscrits. Outre que le cheval porte le poids du harnachement plus longtemps qu'il n'est nécessaire, cette détestable pratique donne aux hommes des habitudes de lenteur incompatibles avec leur service et auxquelles ils sont déjà trop enclins, surtout les paysans.

Le cavalier doit être leste en tout et ne consacrer à sa besogne que juste le temps nécessaire. Du reste, en sellant à deux, les chevaux sont très vite et parfaitement harnachés.

Le sellage de nuit est presque toujours mal fait, faute d'un éclairage suffisant. On observe bien les prescriptions réglementaires au sujet des lanternes à se procurer, mais leur utilisation est défectueuse.

Cette opération doit se faire méthodiquement pour être convenablement et rapidement exécutée. En pareil cas, voici comment il faut procéder :

1° Sortir les chevaux chaque fois qu'on le peut : on verra toujours plus clair que dans les écuries. Si le jour est suffisant, procéder comme d'habitude, en prenant toutefois plus de précautions.

2° Si l'obscurité est complète, même dehors, ne pas sortir les chevaux. Le chef d'écurie prend la lanterne ; les hommes munis de leur torchon se mettent tous entre les chevaux et procèdent au nettoyage du dos par groupes de deux. Lorsque tous les dos sont prêts à recevoir la couverture et que celle ci est secouée et pliée, le sellage commence également par groupes et s'opère de proche en proche jusqu'à ce que tous les chevaux de l'écurie soient sellés. Chaque cavalier fait ensuite le tour de son cheval et le bride au fur et à mesure que la lanterne l'éclaire suffisamment. Celle-ci doit être tenue aussi élevée que possible. Les hommes s'équipent ensuite et s'assurent qu'ils n'ont rien oublié. Ils sortent alors de l'écurie.

Le système le plus généralement employé, et qui consiste à poser la lanterne en un point quelconque de l'écurie et à seller tous les chevaux en même temps, est à rejeter absolument. Les tâtonnements qu'il nécessite, le peu de clarté qu'il fournit et les retards qu'il entraîne font qu'en fin de compte on met beaucoup plus de temps pour avoir un résultat déplorable.

i) *Crins mal faits au garrot.* — Lorsque les crins de la crinière ne sont pas supprimés sur une dizaine de centimètres à partir du garrot, ils se glissent sous la couverture et, si cette dernière bride trop, sont souvent cause de blessures graves.

Enfin bien des blessures au garrot n'ont d'autre cause que l'emploi à l'écurie de couvertures à la française trop longues de poitrail, ce qui entraîne, à chaque mouvement du cheval, un frottement qui use les crins d'abord, la peau ensuite.

k) *Promenades en couverture.* — Il convient de condamner également le procédé détestable de la promenade en couverture avec étriers fixés au surfaix.

Je ne parle de cette dernière cause de blessure que pour les citer toutes, car aucun cheval de cavalerie n'est promené dans ces conditions. Par contre, il est de règle dans l'infanterie et chez bon nombre d'officiers sans troupe, et il serait à désirer qu'on mît ces messieurs en garde contre le danger de procéder de la sorte.

9° CAUSES PROVENANT DU TEMPÉRAMENT DU CHEVAL, DE SON MANQUE DE DRESSAGE, DE SA CONFORMATION.

On peut les grouper en trois catégories :

a) *Chevaux nerveux s'assimilant mal la nourriture, fatigués, usés ;*

b) *Animaux à allures défectueuses, irrégulières, passant leur temps à se défendre et à lutter contre le cavalier ;*

c) *Dos ensellés, plongés : prédominance de l'avant ou de l'arrière-main, etc.*

Les blessures par le harnachement peuvent également provenir du tempérament du cheval, de son manque de dressage, de sa conformation défectueuse ou de son état maladif, que cet état soit momentané ou chronique.

Certains chevaux particulièrement lymphatiques, à chair molle, à sang vicié, sur lesquels le travail et l'entraînement n'ont pu donner de résultats complets, seront toujours, quoi qu'on fasse, exposés aux blessures.

La qualité du harnachement, l'intelligence et la régularité des soins pourront en retarder l'apparition. Mais le moindre effort sérieux les provoquera presque sûrement. Le seul palliatif à employer, c'est de ne leur imposer qu'un travail en rapport avec leurs moyens, tout en s'efforçant, par l'hygiène et la nourriture, d'améliorer, dans la mesure du possible, leur état général.

Si tous ces efforts restent sans résultat, les mettre au trait. Ils auront moins de chances de blessure et pourront encore rendre service.

D'autres, particulièrement nerveux, trottinent quand on marche au pas, s'enlèvent au galop, changent de pied à tout instant, se tracassent, battent à la main, luttent contre le cavalier, ruent, font des lançades.

Ces détestables habitudes, que le dressage peut guérir

ou atténuer dans une certaine mesure, quand elles sont le résultat d'un excès d'énergie qu'il suffit de savoir bien faire dépenser au cheval, peuvent, par contre, être la conséquence d'un dressage maladroit. Dans ce dernier cas, la guérison est bien difficile, car le cheval ne se défait presque jamais d'habitudes aussi invétérées.

Plus les animaux à mettre en dressage ont de sang et d'énergie, plus il faut choisir avec soin les cavaliers chargés de leur éducation militaire.

Développer leurs qualités, atténuer autant que possible leurs défauts, tel doit être le but à atteindre.

On y parviendra en exploitant avec habileté leurs premières habitudes, qu'on modifie peu à peu dans le sens convenable. Mais vouloir les heurter de front, c'est courir à un échec certain.

La ruse avec le cheval réussit toujours quand la patience lui vient en aide.

La force a beau faire appel à la violence, le résultat est toujours négatif. Tous les chevaux de l'armée qui trottinent d'une façon continue l'ont appris dans ces promenades à l'extérieur, en colonne par un, à *dix* ou *vingt* mètres de distance, qui, sous prétexte d'habituer les chevaux à s'isoler, séparent brusquement, sans qu'ils se perdent de vue, des animaux qui, depuis leur naissance, vivaient parqués comme des moutons et n'avaient marché qu'en troupeau.

Alors, du même coup, un poids gênant, la réclusion à l'écurie *vingt-trois* heures par jour, et la *vingt-quatrième* le supplice de *Tantale;* et l'on s'étonne que ces malheureux animaux cherchent à se rapprocher! On leur interdit même de le faire à l'aide d'un maladroit qui se pend à leur bouche et ajoute une nouvelle douleur à celles qu'ils ressentent déjà. Qu'arrive-t-il? Si c'est un animal paresseux, sans énergie, c'est-à-dire un cheval médiocre, il se soumet. Mais s'il a quelque vigueur, caractéristique d'un bon cheval, la lutte commence : lançades, écarts, sauts de mouton, ruades de la part de l'animal ; saccades de bridon, coups d'éperon malheureux de la part du cavalier.

Martyrisés l'un par l'autre, ces deux êtres qui devraient être une paire d'amis, animés d'une confiance réciproque, se prennent en grippe. Le cheval est soigné avec répugnance, mange mal une ration quelquefois diminuée avec intention, s'anémie, s'énerve, ne repose plus, se débilite par des sueurs abondantes, devient irritable, inquiet, méchant, se tare de partout et souffre en permanence. La lame, dans ces conditions, a bien vite usé le fourreau.

Le cavalier, devenu le bourreau, reçoit un coup de tête, de pied, de dent, ou fait une chute grave le jour où, complètement affolé, l'animal, hors de lui, s'élance en ligne droite, essayant quand même de fuir la douleur, et va s'effondrer au pied d'un mur ; ou bien, trépignant de fureur, pointe et se renverse.

Que de membres tarés avant l'heure, d'accidents plus ou moins graves, de chevaux détraqués ou bons à réformer, alors qu'ils devraient commencer à rendre vraiment service, doivent être imputés à cette détestable pratique ! Il était cependant bien facile d'obtenir cet isolement indispensable en plaçant les jeunes chevaux en file, tête à croupe, par groupes de cinq ou six, derrière un vieux routier bien franc et très calme.

Tranquillisés par l'attitude de leur conducteur, raffermis par un travail bien gradué, habitués peu à peu aux objets extérieurs, devenus dociles et confiants, énergiques sans brutalité, fermes dans leurs allures, on les eût amenés peu à peu, sans qu'ils songent à s'émouvoir, à marcher côte à côte, puis à conduire le lot, enfin à marcher seuls, au grand bénéfice de leurs cavaliers, de leur santé, de leurs membres et de leur escadron. En un mot, ils auraient fait de vrais chevaux d'armes et ne sont que des non-valeurs ou des bêtes à chagrin.

Le fait de battre à la main provient du relâchement des

rênes de bride et du serrage exagéré de la gourmette. Trop serrée, celle-ci empêche le fonctionnement régulier du mors, offense la barbe et occasionne une douleur à laquelle le cheval cherche à se soustraire en rejetant brusquement sa tête en l'air.

L'abandon des rênes de bride donne le même résultat par suite du ballottement incessant du mors dans la bouche lorsque la tension des rênes n'est pas suffisante pour le maintenir.

On peut très bien faire cesser l'appui du mors de bride et, par suite, soulager les barres, par un léger relâchement des rênes sans les abandonner complètement.

Si l'on veut faire exécuter le travail en bridon bien que les chevaux soient en bride, au lieu de faire nouer les rênes de bride sur l'encolure, et abîmer la bouche du cheval avec le filet, beaucoup trop mince pour être employé seul, il suffit de faire enlever les gourmettes et de conduire sur les quatre rênes également tendues. La bride devient alors un double filet réunissant toutes les qualités voulues et augmentant la franchise d'appui, au lieu de la faire disparaître.

Le surmenage et l'usure entraînent aussi l'irrégularité des allures et, par suite, les blessures. Le cheval, roulant d'un diagonal sur l'autre, imprime au harnachement des mouvements dangereux, fatigue son cavalier, qui peu à peu s'abandonne et le blesse.

Le repos s'impose dans le premier cas. Quant à l'usure, la réforme seule doit en faire justice. Tout animal incapable, pour ce motif, d'accomplir un service convenable doit être vendu.

Certaines conformations prédisposent aux blessures. Tels sont les dos ensellés plongés, les chevaux trop hauts du devant ou du derrière, à garrot très prononcé, à ventre levrette, etc.

Un ajustage approprié de la selle, pourvu qu'elle s'y

prête, un pliage spécial de la couverture, l'emploi de pièces de harnachement spéciales (croupière, fausse martingale, coussin en laine, etc.) atténuent toujours ces défauts et les rendent souvent inoffensifs lorsqu'ils sont secondés par un dressage et une monte appropriés.

Mais s'il est généralement possible de guérir le jeune cheval des défauts que je viens de signaler, à l'exception, bien entendu, de ceux qui tiennent à la conformation, les difficultés augmentent beaucoup lorsqu'il s'agit d'un cheval à redresser. On doit cependant s'efforcer d'y parvenir en le confiant à un cavalier de choix et en l'utilisant suivant ses aptitudes pour confirmer ce redressage.

10° Circonstances atmosphériques.

La température a une influence considérable sur les blessures et leur gravité. Malheureusement, les soins les plus minutieux, les précautions les plus grandes, ne peuvent qu'atténuer, dans une faible limite, ces conséquences fâcheuses. Les circonstances défavorables sont de deux sortes : *le froid* et *la trop grande chaleur*. La neige abondante qui botte sous les pieds et le verglas qui supprime la franchise de l'appui, rendent les allures heurtées, irrégulières et augmentent de beaucoup les efforts.

L'élévation exagérée de la température, surtout lorsqu'elle est orageuse, amène très vite la transpiration, anémie le cheval et distend les muscles.

Dans les deux cas, le cheval a beaucoup de chances de blessure.

On peut essayer de diminuer les effets pernicieux de la chaleur en ralentissant le trot, en restant au pas le plus possible, en dessanglant chaque fois qu'on le peut, enfin en faisant au milieu de la journée une halte d'une demi heure à proximité de l'eau pour pouvoir desseller, éponger et masser les dos. On resselle immédiatement et l'on peut repartir dans de bonnes conditions.

Malheureusement cet arrêt ne sera pas toujours possible. Lorsqu'il sera interdit par les nécessités tactiques, il ne restera qu'à se soumettre aux exigences de la situation, quitte à redoubler de soins dès qu'on pourra débarrasser les chevaux. Le couteau à chaleur même improvisé (corde, portion de cercle de barrique, baguette flexible, etc.) sera d'un usage précieux pour débarrasser le cheval de la sueur et hâter son séchage.

Enfin, le meilleur remède consistera à ne marcher qu'aux heures les plus favorables de la journée (matin et soir) en laissant reposer les chevaux dans l'après midi. Malheureusement, il sera rarement applicable en campagne.

II° Nature du sol sur lequel les chevaux travaillent.

La nature du sol entre aussi pour beaucoup dans le pour cent des blesssures par le harnachement.

Il est évident que le même effort demandé dans les plaines de la Beauce ou sur le terrain accidenté des Vosges nécessitera une dépense de forces bien différente de la part du cheval. Si nous ajoutons au surcroît de travail imposé par les fortes ondulations, les bascules incessantes du harnachement tantôt en avant, tantôt en arriére, nous en déduirons facilement le danger des allures vives sur un pareil terrain. Là encore, tout chef soucieux de la conservation de sa troupe réglera ses allures avec grand soin, évitera tout effort inutile, emploiera le pas en principe, fera souvent vérifier les paquetages et ne prendra les allures vives qu'en cas de nécessité absolue.

N'oublions jamais que la tyrannie du terrain a, sur notre arme, des effets souvent plus redoutables que l'ennemi, et qu'il ne faut pas confondre *Agitation* avec *Inaction*. Si cette

dernière est infamante, comme le proclame si justement
notre règlement de manœuvres, la première est toujours
un crime de lèse-cavalerie.

12° Cors et anciennes blessures.

Les cors sont, nous l'avons déjà dit, des escarres gan-
greneuses de la peau, dont il faut obtenir l'élimination
totale, sinon ils restent une cause de blessure permanente.
C'est un caillou sous la selle.

L'élimination des cors se fait de plusieurs façons :

1° Par opération chirurgicale, le résultat est prompt et
généralement complet ;

2° Par application d'onguent vésicatoire sur une assez
forte épaisseur. Les tissus irrités par l'onguent se boursou-
flent et rejettent le cor.

Dans les deux cas, la cicatrisation demande plusieurs
jours et entraîne une indisponibilité assez longue.

3° Enfin, quelques officiers prétendent que les cors s'éli-
minent peu à peu et finissent par disparaître complètement
en les frictionnant chaque jour avec un peu de savon noir.

J'ai vu employer ce dernier procédé pendant des mois
sans grande amélioration pour le dos du cheval. Je ne crois
donc qu'aux deux premiers procédés et à celui indiqué
plus loin pour leur traitement en route, quand ils ne sont
qu'à la période de formation.

Pour un cor déjà ancien, quel que soit le moyen choisi,
l'élimination doit se faire à la fin de l'automne ou au commencement de l'hiver pour que le dos soit remis à temps
et puisse être suffisamment entraîné au moment voulu.

Les cicatrices et traces d'anciennes blessures doivent
être l'objet de soins particuliers pour ne pas en occasionner
de nouvelles. La peau dépourvue de poils étant plus facile
à entamer, il convient de la fortifier par l'alcool et des
frictions presque quotidiennes. Elle acquerra ainsi la

résistance voulue. L'eau de Knaup donne également de bons résultats, mais doit être employée avec beaucoup de circonspection, une fois tous les quinze jours par exemple. Son emploi trop fréquent amènerait la chute des poils.

Les anciennes blessures sont souvent recouvertes de croûtes ou lamelles cornées peu adhérentes et qu'il faut faire disparaître au plus vite. Leur maintien amènerait la meurtrissure des parties sous-jacentes. On les supprime par des frictions à la glycérine iodée ; on fortifie ensuite la peau comme il a été dit plus haut.

MOYENS CURATIFS.

Les pages qui précèdent nous ont montré, avec exemples nombreux à l'appui, que les soins intelligents, une attention soutenue, l'application rigoureuse des prescriptions réglementaires, suffisaient pour diminuer, dans des proportions considérables, les chances de blessure. Mais supposer que la mise en pratique des moyens indiqués, aussi complète qu'on l'obtienne, en amènera la suppression, serait une grande illusion.

De tout temps, les troupes à cheval ont eu des chevaux blessés par le harnachement, et elles en auront toujours, quoi qu'on fasse. C'est la conséquence forcée de ce principe de mécanique :

Lorsque deux corps sont en contact, il y a frottement et l'usure produite est en raison inverse de la dureté des corps en présence.

Le dos du cheval, étant moins dur que la selle, doit s'user davantage, c'est fatal.

Les moyens indiqués ci-dessus n'ont donc pas d'autre but que d'augmenter la résistance du dos ou diminuer les frottements. Mais, quoi qu'on fasse, cette usure finira toujours par se manifester. Il convient donc d'examiner comment nous pourrons en réparer les effets.

Lorsque. par suite du fonctionnement prolongé d'une machine, le frottement a provoqué la mise hors de service de certaines pièces, on les change, et la machine est de nouveau prête à fonctionner. Moins heureux que les mécaniciens, nous ne pouvons changer que les pièces du harnachement. Quant au dos, substance animale seule capable de se reconstituer elle-même, notre unique action consiste à aider à sa reconstitution par des moyens appropriés.

Ce sont ces moyens, dits curatifs, qui vont être examinés. Nous ne parlerons que de la médication locale, les soins nécessaires à l'entretien ou à la remise en état de l'organisme général ayant été détaillés plus haut.

Lorsqu'une blessure se produit, elle affecte l'une des trois formes suivantes :

1° L'épiderme seul est attaqué. On constate un gonflement (œdème simple) ou une érosion (plaie plate) ;

2° Le derme est atteint. Le gonflement est plus sensible, plus persistant et souvent plus volumineux ;

3° Les muscles sont intéressés. L'œdème, très sensible, résiste aux massages même prolongés et la peau présente une rougeur caractéristique. Il y a un abcès ou un phlegmon en préparation.

Comme suite, nous aurons, dans le premier cas. une chute de poils probable sur le gonflement ; des poils blancs sur la plaie cicatrisée.

Dans le deuxième cas, un cor. Enfin, dans le troisième cas, les conséquences sont variables et la gravité de la blessure nécessite l'intervention du praticien.

1° *Erosions ou plaies plates*. Trois opérations à effectuer :

a) *Lavages antiseptiques*.

On emploiera suivant les ressources, et avec autant de succès, les solutions de sublimé, d'acide phénique, de sulfate de fer ; l'eau blanche, l'eau boriquée, l'eau de Knaup, le crézil, l'eau-de-vie, l'alcool étendu, camphrés ou non.

b) *Faciliter la cicatrisation* à l'aide de caustiques et de cicatrisants : teinture d'iode, poudre de Knaup, poudre de camphre, iodoforme, salol, ouate de tourbe pulvérisée, calomel, acide borique en poudre, alcool à 90 degrés, pur à la rigueur, poudre de charbon.

c) *Préserver la plaie du contact de l'air* pour éviter l'infection : collodion, ouate hydrophile, ouate de tourbe.

Certaines compositions, de beaucoup les plus commodes à employer, permettent de réunir en une seule les deux dernières opérations. Ce sont : la glycérine iodée, la vaseline boriquée, iodée ou salolée, le mélange de vaseline, poudre de tanin et poudre de camphre, et, par-dessus tout, la *Black-Mixture*, qui est à base de collodion.

Cette préparation cautérise, isole, active la formation de la peau et la pousse des poils. On l'étend à l'aide d'un pinceau en couches minces et superposées. Le pansement doit être fait chaque jour dans les conditions indiquées ci-dessus.

Si le frottement de la selle a produit de l'inflammation, elle est combattue par un pansement humide au sulfate de fer, maintenu une heure ou deux. On fait ensuite le pansement ordinaire.

2° *Boursouflures du premier degré.* — Masser à l'alcool dans le sens du poil en appuyant très légèrement les doigts à plat, sans jamais employer la paume de la main, qui exerce une pression trop accentuée et arrache les poils. Prolonger le massage jusqu'à ce que le gonflement ait à peu près disparu. Mettre un pansement composé d'une poche perméable (toile) cousue au surfaix et suffisamment grande pour contenir l'éponge qu'on imprègne fortement d'une solution de sulfate de fer.

On imbibe l'éponge de temps en temps.

A défaut d'éponge, et même de préférence à elle, employer de l'ouate, de l'étoupe ou même un simple gazon. Avec ce dernier, la poche protectrice est indispensable, alors qu'on peut, à la rigueur, s'en passer avec l'ouate ou l'étoupe.

Les rondelles de pomme de terre crue, coupées plus larges que la boursouflure, épaisses de deux à trois centimètres et appliquées fraîches à l'aide d'un surfaix modérément serré et d'un tampon de foin ou de paille, remplacent avantageusement les moyens indiqués ci-dessus.

De plus, la facilité de se procurer des pommes de terre presque partout rend ce procédé éminemment pratique.

3° *Boursouflures du second degré.* — Si la blessure est du second degré, ce dont on ne peut se rendre compte qu'en constatant la persistance du gonflement, il se formera certainement un cor, qui se signale au début par une petite grosseur que l'on sent sous la peau après que le gonflement a disparu.

De plus, ce point est chaud et douloureux chaque fois qu'on desselle.

Après les soins ordinaires, mettre le pansement humide au sulfate de fer. Bientôt se manifeste une légère suppuration. C'est le commencement du travail d'élimination que la peau s'efforce d'effectuer. Il y a tout avantage à l'y aider en extirpant au canif la portion mortifiée.

Cette première opération sera forcément incomplète.

Soigner la plaie ainsi formée avec un antiseptique et l'obturer avec un mélange de collodion et d'acide salicylique pour la préserver pendant le travail. A son défaut, mettre de la « Black-Mixture ».

Au moment du desseller, enlever la croûte formée par le pansement auquel adhère une portion du cor.

Après quelques jours de ce traitement, le cor est complètement éliminé. On se trouve alors en présence d'une plaie de bon aspect qui se refermera très vite malgré sa profondeur. Il suffira de la nettoyer tous les jours avec un antiseptique et de la recouvrir de Black-Mixture ou de col-

odion, après avoir bouché le trou avec de l'acide borique
en poudre, du salol ou de l'ouate de tourbe pulvérisée.

Ces deux premières catégories de blessures n'immobilisent pas le cheval, qu'on doit, au contraire, continuer à
seller et à monter tous les jours en modifiant au besoin le
harnachement.

4° *Abcès, Phlegmons*. — En présence d'un abcès ou d'un
phlegmon, le mal est trop considérable pour qu'on puisse
continuer le travail sans danger. Le cheval doit être immédiatement débarrassé du harnachement et conduit en main.

La tumeur sera ponctionnée le plus tôt possible pour supprimer le foyer purulent qui, mis à nu, sera soigné par la
teinture d'iode et le sublimé, ce dernier en lavages abon-
dants et tièdes.

Dès que la formation du pus sera supprimée, on se trouvera en présence d'une plaie creuse analogue à celle pro-
voquée par l'extirpation du cor et qu'on soignera de la
même façon.

Le ponctionnement des abcès ou des phlegmons présentant toujours certaines précautions, il conviendra de faire
appel à un spécialiste chaque fois qu'on le pourra. En son
absence, employer de préférence le cautère rougi à blanc,
moins dangereux à manier que le bistouri.

Dans tous les cas, et à moins de nécessité absolue,
le cheval ne doit rien porter sur le dos tant que le phlegmon n'a pas disparu. En le maintenant sellé, on s'expose
au phlegmon diffus, qui devient très grave et très long à
guérir par suite des décollements souvent considérables
qu'il occasionne toujours.

Conclusion.

De ce qui précède il résulte que, quoi qu'on fasse, avec le harnachement et le paquetage actuels, on aura toujours beaucoup de chevaux blessés.

Si leur nombre varie suivant les années et suivant les régiments, il faut admettre que la chance y est pour beaucoup.

J'ai vu maintes fois tel officier s'occupant fort peu de son peloton, rentrer avec la plupart de ses chevaux indemnes, et tel autre qui soignait ses chevaux plus que lui-même en avoir des quantités.

Sans doute la régularité des allures, l'entraînement préalable, les soins consécutifs au desseller, l'entretien du harnachement, la façon de monter des hommes, le terrain sur lequel on manœuvre, enfin toutes les considérations développées au début de ce travail peuvent diminuer dans des proportions considérables le nombre et la gravité des blessures. Mais personne ne peut faire que notre selle actuelle soit bonne et que le paquetage soit bien réparti.

Seule une circulaire ministérielle, modifiant l'un et l'autre, peut donner une solution pratique à ce grave problème qui est le cauchemar de tout officier de cavalerie.

FIN

TABLE DES MATIÈRES

Paris et Limoges. — Imp. milit. Henri CHARLES-LAVAUZELLE.

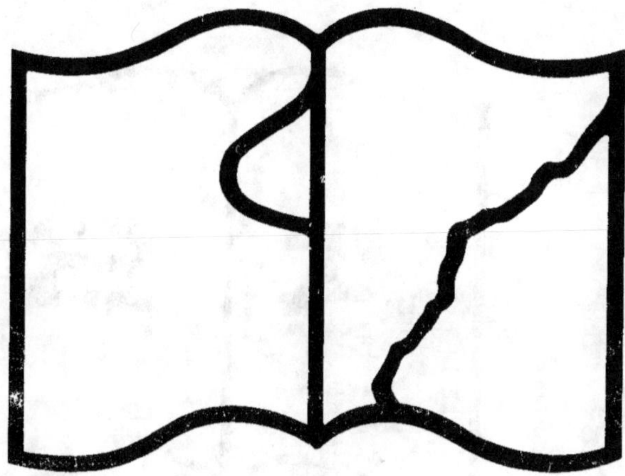

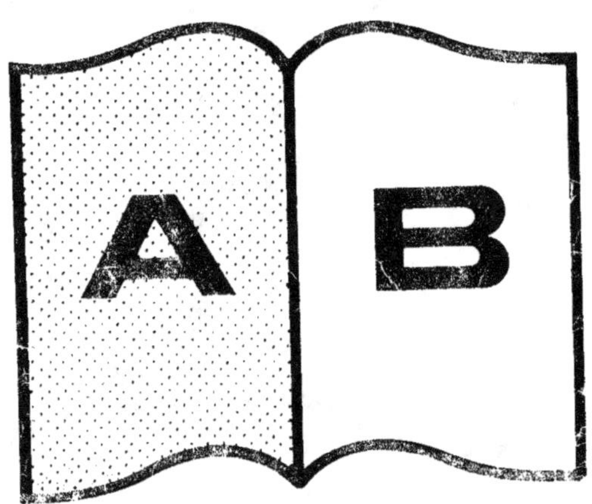

Contraste insuffisant
NF Z 43-120-14

www.ingramcontent.com/pod-product-compliance
Lightning Source LLC
LaVergne TN
LVHW012010180726
843502LV00005B/1636